Diagnostische und therapeutische Nervenblockaden

Fortbildungsveranstaltung am 6./7. Oktober 1971
in Mainz

Herausgegeben von

R. Frey, M. Halmágyi und H. Nolte

Mit 13 Abbildungen

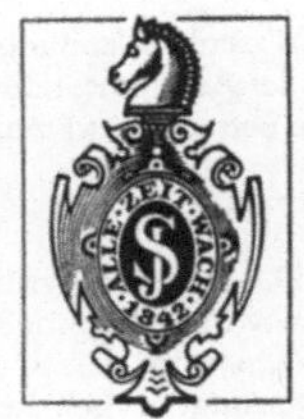

Springer-Verlag Berlin Heidelberg New York 1973

ISBN-13: 978-3-540-06145-8   e-ISBN-13: 978-3-642-65541-8
DOI. 10.1007/978-3-642-65541-8

Anaesthesiology and Resuscitation
Anaesthesiologie und Wiederbelebung
Anesthésiologie et Réanimation

73

Editors

Prof. Dr. R. Frey, Mainz · Dr. F. Kern, St. Gallen
Prof. Dr. O. Mayrhofer, Wien

Managing Editor: Prof. Dr. M. Halmágyi, Mainz

Vorwort

Mit den in diesem Band zusammengestellten Vorträgen des Symposions über „Regionale Schmerztherapie" in Mainz vom 6. und 7. 10. 1971 haben wir versucht, grundsätzliche Überlegungen und Probleme der Blockadetherapie aufzuzeigen.

Dieser Band hat keineswegs die Aufgabe, die Lehrbücher des internationalen Schrifttums über die chronische Schmerzbehandlung zu ersetzen, er soll aber einer breiten Anzahl interessierter Ärzte die Möglichkeiten aufzeigen, die zum Aufbau einer Abteilung für Schmerztherapie bestehen. Der Band wendet sich ganz besonders an die Anaesthesisten, die ja mit den Möglichkeiten der Schmerzbehandlung durch Nervenblockaden einen wesentlichen Anteil am Gesamtkonzept der „Pain Clinic" tragen. Ihnen hoffen wir Impulse geben zu können, um dieses Teilgebiet der Anaesthesiologie intensiver zu betreiben, als es im deutschen Sprachraum bisher üblich war.

Wir hoffen daher, daß möglichst viele Fachkollegen dazu angeregt werden, sich den Problemen der Blockadetherapie zu widmen.

Mainz/Minden im April 1973   Die Herausgeber

Inhaltsverzeichnis

Verzeichnis der Referenten und Diskussionsteilnehmer

AHLGREN, J., Dr., Allgemeines Krankenhaus (M.A.S.) Malmö/Schweden

BAAR, H. A., Dr., Allgemeines Krankenhaus (M.A.S.) Malmö/Schweden

GERBERSHAGEN, H. U., Prof. Dr., Institut für Anaesthesiologie der Johannes Gutenberg-Universität Mainz

GROSS, D., Dr., Krankenhaus Maingau, Frankfurt/M.

HALMÁGYI, M., Prof. Dr., Institut für Anaesthesiologie der Universität Mainz

INOUE, K., Dr., Anaesthesieabteilung der Universitätsklinik Osaka, Japan

KILLIAN, H., Prof. Dr., Freiburg/Br., Riedbergstr. 24

LUNDSKOG, O., Dr., Allgemeines Krankenhaus (M.A.S.) Malmö/Schweden

NOLTE, H., Prof. Dr., Institut für Anaesthesiologie des Stadt- und Kreiskrankenhauses, Minden/Westf.

RITSEMA VAN ECK, C. R., Rubenslaan 1–200, Bilthoven, Niederlande

WENDL, H. R., Dr., Gynäkologische Abteilung des Krankenhauses Wedel bei Hamburg

Diagnostische, prognostische und therapeutische Blockaden

Von **H. Nolte**

Bei der Durchführung lokaler Schmerzausschaltung können wir zwei Aufgabenbereiche unterscheiden: Die sog. Regional- oder Lokalanaesthesie, die in der operativen Medizin als Anaesthesiemethode zur Anwendung kommt und die in der Technik und Durchführung sehr ähnliche sog. Blockadebehandlung. Was versteht man allgemein unter Nervenblockaden?

Eine Nervenblockade bedeutet normalerweise die Unterbrechung der Nervenleitung, entweder permanent oder für einen kürzeren oder längeren Zeitabschnitt. Eine permanente Unterbrechung der Nervenleitung erreicht man mit neurolytischen Substanzen wie Phenol (5–7%) oder Aethylalkohol (96%). Im Gegensatz zur chirurgischen Nervenresekretion kann man die permanente Unterbrechung der Nervenleitung mit neurolytischen Substanzen als „chemische Resektion" bezeichnen. Die temporäre Ausschaltung der Nervenleitung erreicht man genau wie in der operativen Medizin auch bei therapeutischen Blockaden durch Lokalanaesthetica; daher die nahe Verwandtschaft zwischen Lokalanaesthesie zu operativen Zwecken und Lokalanaesthesie zu therapeutischen Zwecken.

Bei den *Nervenblockaden unterscheiden* wir diagnostische, prognostische, therapeutische und prophylaktische Nervenblockaden.

Wir sprechen von *diagnostischen* Blockaden, wenn die Nervenfunktion zur Differentialdiagnose verschiedener möglicher schmerzauslösender Ursachen kurzfristig unterbrochen wird. Hiermit lassen sich z. B. bei Gefäßerkrankungen die organisch-obliterierenden von den funktionell-spastischen Erkrankungen unterscheiden.

Die *prognostische* Blockade dient der Feststellung, ob die Indikation zur Dauerausschaltung eines Nerven durch chirurgische oder chemische Resektion gegeben ist und darüber hinaus der zu erwartende Effekt eine irreversible Therapie rechtfertigt. In vielen Fällen kann man die Diagnose und Prognose mit einer einzigen Blockade erreichen. Es besteht somit oft kein deutlicher Unterschied zwischen beiden Blockadearten.

Die *therapeutischen* Blockaden bedeuten die endgültige kausale oder symptomatische Therapie. Sie sollten niemals ohne vorherige diagnostische oder prognostische Blockade durchgeführt werden. Der gewünschte therapeutische Effekt läßt sich entweder durch einmalige Injektion neurolytischer

Substanzen oder durch eine Serienbehandlung mit normalen Lokalanesthetica erreichen. Neben der Indikation zur einmaligen Injektion von neurolytischen Substanzen oder der Durchführung einer Serienblockade spielen oft auch praktische Gründe eine Rolle, die darüber entscheiden, für welche Blockadetherapie sich der behandelnde Arzt mit Rücksicht auf den Patienten entscheidet.

Die *prophylaktische Blockade* ist eigentlich eine Untergruppe der therapeutischen Blockaden. Sie kommt zur Anwendung, wenn man zu erwartende Schmerzzustände durch vorherige Ausschaltung der betreffenden Nerven verhindern will. Prophylaktische Blockaden haben ihren besonderen Platz in der postoperativen Schmerzbehandlung. Es sei hier nur auf die Intercostal-Blockaden nach Oberbaucheingriffen und die sympathischen Grenzstrangblockaden nach peripherischer Gefäßchirurgie hingewiesen.

Neben der *Definition* ist die *Anatomische Klassifikation* der Blockaden von entscheidender Wichtigkeit. So unterscheiden wir zwei Hauptgruppen von Blockaden: die *somatischen* und die *vegetativen*.

Die *somatischen* Blockaden werden an den Hirn- und Spinalnerven durchgeführt. Bei den Hirnnerven sei besonders an die Nn. Trigeminus, Facialis und Glossopharyngicus erinnert. Für die Spinalnerven finden sich die cervicalen, thoracalen, lumbalen, sacralen und Extremitätenabschnitte. Als Methode zur somatischen Nervenblockade führt man die subdurale, peridurale und paravertebrale Injektion, sowie eine Vielzahl von Plexus- und Leitungsblockaden durch.

Die Möglichkeiten am *vegetativen Nervensystem* beziehen sich auf sympathische und parasympathische Nervenblockaden. Während die parasympathische Nervenblockade nach Quantität und Indikation bedeutend in den Hintergrund tritt, ergeben sich für die Ausschaltung verschiedener Abschnitte des sympathischen Grenzstranges eine ganz Reihe von Indikationen und Möglichkeiten.

Eine genaue Definition und Klassifikation der Nervenblockaden dient nicht nur einer besseren Kommunikation zwischen denen, die sich mit dieser Art von Therapie befassen, sondern sie zwingen den behandelnden Arzt auch zu einer genauen Untersuchung und Indikationsstellung vor dem Beginn der Therapie.

Die somatischen Blockaden

Von **H. A. Baar**

I. Indikationen

Die klassische Indikation für Nervenblockaden oder für die Lokalanesthesie überhaupt, ist die Schmerzausschaltung für operative Eingriffe. Theoretisch und auch praktisch ist es möglich, jeden Teil des Körpers mit Hilfe der vielfältigen Techniken der Lokalanaesthesie schmerzfrei zu machen. Im Einzelfall wird man jedoch entscheiden müssen, ob man der Allgemeinbetäubung oder der örtlichen Betäubung den Vorzug geben will. Sicherlich wird unter Ärzten immer eine unterschiedliche Beurteilung einer Situation auftreten können; im folgenden sollen jedoch einige Fälle angeführt werden, in denen *wir* der Lokalanaesthesie den Vorzug geben würden.

Tabelle 1. Zusammenstellung der Fälle, in denen wir der Lokalanaesthesie den Vorzug geben

1. Kleine Abteilung
2. Ambulante Patienten
3. Notfälle/Unfälle
4. Voller Magen (dring. Indik.)
5. Bauchlage
6. Alte Patienten
7. Besondere Operationen
8. Spezielle Grundkrankheiten

1. In einem kleineren Krankenhaus, in dem nur eine begrenzte Anzahl von ausgebildeten Anaesthesisten zur Verfügung steht, *kann* es von Vorteil sein, den Bedarf an Betäubungen in Einzelfällen durch Regionalblockaden abzudecken. Hierbei besteht die Möglichkeit, einem jüngeren Kollegen oder einer erfahrenen Schwester die Überwachung des Patienten während der Operation in örtlicher Betäubung zu überlassen. Der Anaesthesist muß jedoch jederzeit zur Verfügung stehen, um Komplikationen begegnen und evtl. behandeln zu können.

2. Bei poliklinischen Patienten, die nach erfolgtem chirurgischem Eingriff wieder nach Hause entlassen werden, ist den Regionalblockaden der Vorzug zu geben. Häufig ist bei diesen Patienten nicht sicher zu eruieren, ob sie wirklich mit leerem Magen zur Anaesthesie kommen. Außerdem wird die Zeit der notwendigen postoperativen Überwachung erheblich verkürzt. Wird der Patient erst nach dem „Wiederaufwachen" seines vorher betäubten Körperteils nach Hause entlassen, ist so die Rate der postanaesthesiologischen Komplikationen *gerade* bei *diesen Patienten* erheblich kleiner als nach Allgemeinnarkosen.

3. Bei Notfallsituationen, wie z. B. Unfällen, ziehen wir die Regionalanaesthesie zur Schmerzausschaltung vor. In diesen Fällen sind häufig die Anamnese des Patienten und bestehende Grundleiden nicht bekannt, die Frage des leeren Magens völlig ungeklärt und der Kreislauf instabil. Besteht bei den Patienten womöglich noch ein *Schockzustand*, der durch die Schmerzen begünstigt wird, so ist die Lokalanaesthesie oder Regionalanaesthesie das Mittel der Wahl. Hierbei sollte man jedoch bedenken, daß Spinal-, Peridural- und Kaudalblockaden durch Erweiterung der peripheren Gefäße bei niedrigem Blutdruck oder bei Blutverlusten einen Schock begünstigen können. Aus diesen Gründen sollten diese 3 Methoden in solchen Fällen vermieden werden.

4. Bei Patienten mit vollem Magen ergibt sich die Schwierigkeit der Freihaltung der Atemwege und der Verhinderung von Aspiration bei der Einleitung und Durchführung der Narkose und in der Aufwachphase. Erweist sich eine Operation bei vollem Magen als *dringlich indiziert* und läßt sie sich in Regionalanaesthesie durchführen, so sollte man sie auch in Regionalanaesthesie vornehmen, da der Patient bei erhaltenem Bewußtsein über seine Schutzreflexe verfügt.

5. Kann eine Operation nur in Bauch- oder Seitenlage durchgeführt werden, so macht dies eine Intubationsnarkose mit kontrollierter oder assistierter Beatmung notwendig. Steht kein in dieser Technik geübter Anaesthesist zur Verfügung, so sollte die Operation besser in Regionalanaesthesie vorgenommen werden. Selbst nach der Intubation sind bei Umlagerung die Gefahren einer spontanen Extubation oder Regurgitation bei Druck auf den Magen und anschließender Aspiration nicht zu unterschätzen. In diesem Falle hat der wache Patient während der Operation in Regionalanaesthesie hier ebenfalls die Möglichkeit der Kontrolle über seine Atemwege.

6. Die Regionalanaesthesie eignet sich besonders **für Operationen bei alten Patienten.** Ein großer Teil dieser Patienten äußert die Angst vor dem „Nichtwiederaufwachen" nach einer Vollnarkose und möchte deshalb möglichst nicht in Schlaf versetzt werden. Zusätzlich wird nach einer Regionalanaesthesie mit überhängender Analgesie die postoperative Phase für diese

Patienten erheblich angenehmer gestaltet; sie sind postoperativer Atemgymnastik und frühzeitiger Mobilisation besser zugänglich.

7. Bei manchen Operationen, wie z. B. der Versorgung von durchtrennten Sehnen, bei denen sich eine funktionsgerechte Wiederzuordnung schwierig gestaltet, ist die *Mithilfe des Patienten* vom Chirurgen erwünscht. In diesen Fällen läßt sich durch Regionalanaesthesien erreichen, daß *bei erhaltener Motorik* das Operationsgebiet analgetisch ist; der Patient kann also auf Verlangen Muskeln dieses Gebietes innervieren.

8. Bei speziellen Grundkrankheiten, wie z. B. Diabetes, Hypertonie, kardialer Dekompensation und Lungenkrankheiten ist von Fall zu Fall zu entscheiden, welche Form der Anaesthesie das geringste Risiko für den Patienten bedeutet. Läßt sich in diesen Fällen jedoch eine örtlich begrenzte Schmerzausschaltung erreichen, so sollte man in Regionalanaesthesie operieren.

II. Kontraindikationen

Situationen, bei denen eine Allgemein-Narkose unserer Meinung nach den Vorrang hat, sind hier aufgeführt.

Tabelle 2. Zusammenstellung der Fälle, in denen eine absolute bzw. relative Kontraindikation zur Lokalanaesthesie besteht

1. Uneinsichtige Patienten
2. Hysterische Patienten
3. „Nachtragende" Patienten
4. Erkrankungen des ZNS und PNS
5. Perniciosa
6. Hautinfektion
7. Septicämie

1. Bei uneinsichtigen Patienten ist während des Anlegens von Leitungsanaesthesien und auch während der Operation mit Schwierigkeiten zu rechnen.

2. Bei hysterischen Patienten sollte man nach Möglichkeit Lokalanaesthesie vermeiden.

3. Bei Patienten, die ein stark ausgeprägtes Kausalitätsbedürfnis haben und dazu neigen, den Arzt für einen Teil ihrer Beschwerden verantwortlich zu machen, sollte man keine Regionalanaesthesien durchführen.

Es ist damit zu rechnen, daß der Patient später auftretende Beschwerden mit seinen Erlebnissen in Verbindung bringt und hieraus Unanehmlichkeiten entstehen.

4. Bei Erkrankungen des zentralen Nervensystems oder des peripherischen Nervensystems sollten zur Vermeidung von Verschlechterungen keine Nervenblockaden verwendet werden. Zumindest sollte, um möglicherweise später gestellten Regreßansprüchen zu begegnen, ein exakter neurologischer Ausgangsstatus vorhanden sein.

5. Bei der perniziösen Anämie, bei der häufig degenerative Veränderungen des Rückenmarks bereits vorhanden sind, sollten Spinal-, Peridural- und Kaudalanaesthesisien nicht durchgeführt werden. Hierdurch kann eine Verschlechterung der bereits bestehenden Prozesse herbeigeführt werden.

6. Bei Hautinfektionen im Bereich des zu injizierenden Gebietes verbieten sich Injektionen von selbst. Wenn in diesen Fällen nicht entweder distal oder proximal von der Infektion eine Leitungsanaesthesie des betreffenden Nerven angelegt werden kann, *muß* eine allgemeine Betäubung durchgeführt werden.

7. Bei einer Septicämie müssen a priori intracutane, subcutane und intramuskuläre Injektionen vermieden werden. Hierbei sollte man vor Augen haben, daß es zur Bildung von Abscessen kommen kann.

III. Techniken

Auf die Techniken der Spinal-, Peridural- und Kaudalanaesthesie soll an dieser Stelle nicht näher eingegangen werden. Im deutschen Sprachraum unterscheiden wir die *lokale Infiltration,* die *Plexusanaesthesie* und die *Leistungsanaesthesie* im engeren Sinn.

1a. Die Technik der lokalen Infiltration ist hinlänglich bekannt. Zu beachten ist, daß die einzelnen Gewebsschichten sorgfältig nacheinander infiltriert werden, ohne daß die Maximaldosis des Lokalanaestheticums überschritten wird. Durch Zusätze von Hyaluronidase kann die Diffusion der Lokalanaesthetica verbessert werden.

1b. Die Amerikaner verwenden den Ausdruck „Field Block" in diesem Zusammenhang. Beim „Field Block" wird das Lokalanaestheticum für kleinere Operationen kegelförmig im ausgewählten Gebiet verteilt, um hierdurch eine Unterbrechung der Schmerzimpulse auch aus tieferen Gewebsschichten zum zentralen Nervensystem zu erreichen. Die rautenförmige und kegelförmige Umspritzung z. B. von Atheromen ist allgemein bekannt. Hierbei ist wieder darauf zu achten, daß die Maximalmenge des Lokalanaestheticums nicht überschritten wird.

2. Die Plexusanaesthesie erlaubt die Schmerzausschaltung einer ganzen Extremität mit nur einer Injektion. Sie wird an der Stelle durchgeführt, an der sich die Spinalnerven nach ihrem Austritt aus den Foramina intervertebralia zu einem Stamm, dem Plexus, vereinigt haben, noch bevor dieser sich wieder in die einzelnen peripheren Äste verzweigt.

3. Die sog. Leitungsanaesthesie oder *Nervenblockade im engeren Sinne* ermöglicht ebenfalls, mit relativ kleinen Mengen eines Lokalanaestheticums, welches in diesem Falle an den peripheren Nerven plaziert wird, die Schmerzausschaltung im Innervationsgebiet des jeweils blockierten Nerven. Diese Technik bietet sich nicht nur zur Schmerzausschaltung bei *chirurgischen Eingriffen* an, sondern sie ermöglicht auch im Rahmen der *Diagnostik von Schmerzen* eine Zuordnung zu bestimmten Nerven und damit eine therapeutische Schmerzausschaltung in bestimmten Regionen oder Gebieten des Körpers durch Verwendung von Neurolytica. Durch diese Technik lassen sich z. B. vor neurochirurgischen, schmerzausschaltenden Eingriffen *prognostische* Aussagen machen. Der Zustand, der nach dem Eingriff permanent bestehen bleibt, läßt sich ebenfalls für den Patienten vor einer permanenten Nervenunterbrechung, sei es durch Neurolytica oder neurochirurgische Eingriffe, mit Hilfe der Leitungsanaesthesie simulieren. Hierbei kann der Patient selbst beurteilen, ob er mit dem Taubheitsgefühl in der ausgeschalteten Region zurechtkommen wird.

In diesem Rahmen ist es unmöglich, auf alle einzelnen Variationen von Nervenblockaden einzugehen. Zunächst möchte ich einige Möglichkeiten der Schmerzausschaltung mit Hilfe von Regionalanaesthesien streifen, um Ihnen dann am Beispiel der unteren Extremität die einzelnen Möglichkeiten der Schmerzausschaltung von bestimmten Regionen des Beines zu zeigen.

Eine Patientin, bei der wegen eines Cylindroms im Bereich des Oberkiefers rechts eine Exstirpation der Maxilla mit „neck-dissection" vorgenommen wurde, klagte über erhebliche Schmerzen im rechten Kieferwinkel, welche nach vorn, hinten-oben und zur Schulter ausstrahlten. Mit Hilfe der *Blockade der Cervicalnerven* C_2—C_3—C_4 ließ sich Schmerzfreiheit erreichen.

Die Leitungsanaesthesie des Nervus suprascapularis oberhalb der Spina scapulae erzielt eine Schmerzfreiheit im Bereich der ganzen Scapula; außerdem werden hier schmerzleitende Nervenfasern für das Schultergelenk blockiert.

Es läßt sich dadurch also eine Schmerzausschaltung im größten Teil der Schulter erreichen.

Die Intercostalblockade in einem oder mehreren Segmenten durchgeführt, bewirkt z. B. eine vorzügliche postoperative Schmerzfreiheit nach Thorax- oder Oberbaucheingriffen. Die Blockade ist ebenfalls geeignet, bei *akuten* Herpes zoster-Schmerzen eine segmentäre Schmerzausschaltung herbeizuführen.

Die Paravertebralblockade führt ebenfalls zu einer segmentären Schmerzausschaltung, speziell bei Schmerzen im Bereich der Flanke.

Die Blockade des Nervus ischiadicus, die übrigens technisch sehr leicht durchzuführen ist, ergibt eine vorzügliche Schmerzfreiheit des hinteren Teiles des Oberschenkels, des lateralen Anteiles des Unterschenkels, der Plantar- und Dorsalseite des Fußes und der Zehen.

In Verbindung mit der *Blockade des Nervus femoralis*, erlaubt sie chirurgische Eingriffe, z. B. am Sprunggelenk, Unterschenkel, äußeren Kniegelenk mit Ausnahme des inneren Aneiles des Oberschenkels, welcher vom *Nervus obturatorius* innerviert wird.

Wird zusätzlich der *Nervus obturatorius* blockiert, so kann das gesamte Bein schmerzfrei gemacht werden. Bei einer Kombination dieser 3 Blockaden ist darauf zu achten, daß die Maximalmenge des Lokalanaestheticums nicht überschritten wird.

Aber auch weiter distal, z. B. im Bereich des Kniegelenkes, lassen sich Leitungsanaesthesien durchführen. Da jedoch die Blockade des *Nervus tibialis* technisch schwierig ist und die Blockade des *Nervus fibularis* mit einer erheblichen Anzahl postanaesthetischer Neuritiden behaftet ist, haben sich in diesem Bereich die Leitungsanaesthesien nicht durchsetzen können.

Im Bereich des Fußgelenkes aber bietet sich für Eingriffe an Ferse und Plantarseite die Blockade von *N. suralis* – lateral der Achillessehne – in Verbindung mit der Blockade des *N. tibialis* – medial, in gleicher Höhe – an. Zur Schmerzausschaltung der Dorsalseite des Fußes und der Zehen werden der *N. fibularis superficialis* und *profundus* und der *N. saphenus* in Höhe des oberen Sprunggelenks blockiert, wobei man sich einmal an der Sehne des Großzehenstreckers und zum anderen an der V. saphena magna orientiert.

Zur Erläuterung der diagnostischen und therapeutischen Möglichkeiten mit Nervenblockaden soll von einem Fall berichtet werden.

Der 68jährige Patient hatte, bevor er in die Schmerzklinik kam, bereits mehrere Spezialisten anderer Fachgebiete wegen Schmerzen im Bereich des lateralen Oberschenkels aufgesucht. Er war nach eigenen Aussagen u. a. mit lokalen Infiltrationen, Massagen, Bädern, Kuren und ähnlichem wegen Lumbago, Ischias, Bandscheibenvorfall, psychischer Störungen und ähnlichem behandelt worden. Die Röntgenaufnahmen des Beckens und der Lendenwirbelsäule sowie Anamnese und neurologische Untersuchung ergaben keinen Anhalt für eines dieser Leiden.

Aufgrund der Schmerzen, einer Hyperästhesie und Hyperalgesie im Innervationsgebiet des *N. cutaneus femoris lateralis* wurde die Verdachtsdiagnose einer *Neuralgie des gleichen Nerven* gestellt. Die Testblockade dieses Nerven ergab innerhalb von 5 min völlige Beschwerdefreiheit. Die anschließend vorgenommene Injektion von 1 ml absolutem Alkohol an denselben Nerven ergab eine bis jetzt 6 Monate anhaltende völlige Schmerzfreiheit.

Die vegetativen Blockaden

Von **H. Nolte**

Das vegetative oder autonome Nervensystem wird in *zwei Abschnitte* unterteilt:

Der zentrale Abschnitt besteht aus Cortex, Hypothalamus, Cerebellum, Medulla und Rückenmark. Dieser Teil des autonomen Nervensystems ist einer Blockadebehandlung in den meisten Fällen nicht zugänglich.

Den *peripherischen Abschnitt* unterteilt man in den sympathischen oder thoracolumbalen und den parasympathischen oder craniosacralen Teil.

Von besonderem Interesse für die Blockadebehandlung ist der Grenzstrang des Nervus sympathicus. Er besteht aus 22–24 Ganglien und ist in seinem Verlauf segmental angeordnet. Die Ganglien verlaufen beiderseits anterolateral der Wirbelsäule. Sie sind miteinander durch kurze Verbindungsstränge – die Rami intergangliares – zu einem Längsstrang verbunden. Die Rami communicantes verbinden den Grenzstrang mit den cerebrospinalen Nerven. Im Lumbal- und Sacralteil des Grenzstranges sind die beiden Seitenstränge durch Rami transversi miteinander verbunden.

Die motorischen und sensorischen Wurzeln des Parasympathicus – also des Nervus vagus – entspringen aus der Medulla und verlassen den Schädel durch das Foramen jugulare. Kurz nach dem Austritt aus dem Schädel bildet der Vagus auf beiden Seiten das Ganglion jugulare, dann verbindet er sich mit den Fasern des Nervus accessorius und bildet das Ganglion nodosum. Von hier verläuft er zwischen der Arteria carotis interna und der Vena jugularis interna nach caudal.

Die Angriffspunkte zur Blockadebehandlung des vegetativen Nervensystems liegen für den Sympathicus im cervicalen, thoracalen und lumbalen Bereich. Für den Parasympathicus ist lediglich die Blockade des Nervus vagus nach seinem Austritt aus dem Schädel durch das Foramen jugulare von therapeutischer Wichtigkeit.

Die Ausschaltung der Funktion des Nervus sympathicus dient in erster Linie der Schmerzbekämpfung. Nach LERICHE, FONTAIN und LERICHE und KIMLIN kann man das Schmerzproblem in direkter Relation zur Sympathicusausschaltung stellen. Für die genannten Autoren finden sich demnach 4 Hauptursachen für das Entstehen des „sympathischen Schmerzes":

1. Herabgesetzte Blutversorgung (z. B. Stenocardie, Muskelschmerz, Gefäßschmerz in den Extremitäten und des Bauches, und verschiedene Gefäßerkrankungen).

2. Spasmus und Kontraktion der glatten und quergestreiften Muskulatur (z. B. Schmerzen im Bereich des Verdauungstraktes).

3. Überblähung von Hohlorganen als deutliche Schmerzursache.

4. Gefäßschmerzen, welche durch fälschliche Injektion in Arterien erzeugt werden oder durch plötzliche, mechanische Occlusion bedingt sind. Von diesen Voraussetzungen ausgehend, hat MANDL die Indikation zur Schmerzbehandlung durch Unterbrechung des Sympathicus auf 3 Tatsachen zurückgeführt:

1. Schmerzimpulse, von den Gefäßen ausgehend, passieren, bevor sie das Rückenmark erreichen, den sympathischen Grenzstrang.

2. Vasoconstriction und Vasodilatation der Gefäße werden durch den Sympathicus reguliert. Besonders die Unterbrechung der Vasoconstriction ist imstande, hypoxisch bedingte Gefäßschmerzen durch bessere Durchblutung und durch Eröffnung von Kollateralkreisläufen zu beheben.

3. Tonus der Hohlorgane wird durch die Sympathicusunterbrechung verändert.

Aus diesen Überlegungen ergeben sich für die Blockaden des sympathischen Grenzstranges einige *allgemeine Indikationen.* Diese sind im einzelnen:

1. Arterielle Embolien und Thrombosen. Durch Ausschaltung der Sympathicusfunktion wird die Möglichkeit für evtl. Kollateralkreisläufe geschaffen. Dadurch ist es möglich, die Demarkierung und daraus folgend die Amputationshöhe so niedrig wie möglich zu halten. Unter Umständen können durch wiederholte Blockaden Amputationen sogar verhindert werden. Ein weiterer Vorteil für den Patienten ist die meist sofort nach der Blockade eintretende Schmerzfreiheit.

2. Arterielle Spasmen nach fälschlicher intraarterieller Injektion von z. B. Barbituraten oder Röntgen-Kontrastmitteln. Der Spasmus wird durch die Sympathicusblockade gelöst, und irreverisble Spätfolgen können meistens verhindert werden. Die gleichzeitige intraarterielle Injektion eines Lokalanaestheticums (z. B. 10 ml einer 1%igen Lösung) in Kombination mit der Grenzstrangblockade ist angezeigt.

3. Gefäßerkrankungen, die zu arteriell bedingten Durchblutungsstörungen führen, können durch Serienblockaden oder durch die einmalige Injektion neurolytischer Substanzen behandelt werden. Hierbei ist die Indikation zur chirurgischen Sympathektomie ebenfalls zu überlegen. Der

Morbus Raynaud und die arteriosklerotischen und diabetischen Erkrankungen sind die häufigsten Ursachen. Die Therapie ist hier nicht kausal. Ihr Erfolg liegt in der symptomatischen Schmerzfreiheit.

4. Die Causalgia major ist ein Syndrom, daß nach größeren Verletzungen peripherischer Nerven, die sensorische Fibern enthalten, auftritt. Die Schmerzen bestehen sofort oder kommen nach kurzer Zeit. Es handelt sich um brennende, konstante Schmerzen in dem vom Nerven innervierten Hautgebiet. Der Schmerz läßt nie nach und wird verstärkt durch Berührung, Zug, Lärm oder Licht. Man findet niemals spontane Schmerzzunahme. Ein sog. vasculärer Axonreflex führt zu kaltschweißiger, cyanotischer Haut und Neuritis in den sympathischen Nervenfibern. Eine Dauerperiduralanaesthesie, Serien von 18–24 Grenzstrangblockaden oder die chemische bzw. chirurgische Sympathektomie können hier zum Erfolg führen.

5. Das Syndrom der Causalgia minor wird auch posttraumatische Extremitätendystrophie, posttraumatic-painsyndrom, Reflex sympathetic dystrophia und sympathalgia posttraumatica genannt. Es tritt oft nach geringfügigen Verletzungen auf, nachdem die akuten Symptome bereits abgeklungen sind. Nach 2 Monaten bis zu 2 Jahren können intermittierende, klopfende, niemals brennende Schmerzen auftreten. Das Krankheitsbild hat drei Stadien: Anfangs sind die Extremitäten warm, stark ödematös und die Schmerzen sind meist auf die Stelle des Traumas lokalisiert. Später tritt dann das sympathische, vasculäre Stadium auf, das sich durch Vasoconstriction, Cyanose und An- oder Hyperhydrosis auszeichnet. Schließlich endet das Zustandsbild in der Sudeckschen Atrophie, die mit Fibrosekontraktur und Dekalcificierung des Knochens als irreperables Endstadium einhergeht. Hier sollte die Behandlung so früh wie möglich mit Serien von 24–36 Blokkaden durchgeführt werden. Bei frühzeitigem Einsetzen der Therapie ist eine Sympathektomie zu vermeiden.

6. Das Phantomphänomen wird bei etwa 90% aller Patienten nach Amputation beobachtet. Manchmal stellen sich die Beschwerden erst nach einigen Monaten ein. Solange das Phantomphänomen nicht von Schmerzen oder vasculären Veränderungen begleitet ist, bedarf es meist keiner Therapie. Treten jedoch diffuse, ziehende, nicht lokalisierte Schmerzen in den amputierten Gebieten auf, die mit vasculären Veränderungen wie Schwitzen, Kälte, Ödem und Cyanose des Amputationsstumpfes einhergehen, dann ist die Unterbrechung der Sympathicusfunktion angezeigt. Bei frühzeitigem Einsatz der Therapie kann schon eine Serie von nur 6 Grenzstrangblockaden einen deutlichen Erfolg zeigen. Der Therapieerfolg steht in direkter Abhängigkeit zum Zeitraum, der vom Auftreten der Symptome bis zum Therapiebeginn verstrichen ist. Chirurgisches Vorgehen zeigt in diesen Fällen, solange die Amputationsstümpfe nicht infiziert sind, keine Erfolge.

7. Bei Herpes zoster ist der Therapierfolg durch Unterbrechung des sympathischen Grenzstranges bisher nicht sicher erklärbar. Größere Erfahrungsberichte – hier besonders durch COLDING in Dänemark – haben gezeigt, daß beim mit Schmerzen einhergehenden Herpes zoster die sofortige Unterbrechung der entsprechenden Segmente des Sympathicus schon nach wenigen Injektionen einen Dauererfolg bringt. Diese Therapie ist rein symptomatisch, d. h. sie bezieht sich nur auf die Schmerzen und nicht auf den sonstigen Krankheitsverlauf des Herpes zoster.

Neben diesen allgemeinen Indikationen ergeben sich für die Blockade des Ganglion stellatum noch einige weitere *spezielle Indikationen:*

1. Das Schulter-Arm-Syndrom. Es tritt häufig nach Radiusfrakturen auf, die mehrmals reponiert werden mußten. Es manifestiert sich in schmerzhafter Bewegungseinschränkung des Schulter- und Handgelenkes. Die Behandlung besteht aus 12–18 Stellatumblockaden und auf je 6 Blockaden eine Cortisoninjektion in das Schultergelenk. Bei sehr starken Schmerzen im Schultergürtel sollte der Nervus supracapularis – als somatische Blockade – gleichzeitig mit den Cortisoninjektionen blockiert werden.

2. Embolie der Arteria pulmonalis ist die *einzige* Indikation zur *gleichzeitigen, doppelseitigen* Stellatumblockade. Neben der Spasmolyse im Pulmonalkreislauf erreicht man durch die Stellatumblockade auch eine umgehende Schmerzfreiheit des Patienten. Hierbei ist jedoch Vorsicht geboten, wenn die Differentialdiagnose Lungenembolie oder Herzinfarkt nicht ganz genau abgeklärt ist. Bei frischem Herzinfarkt ist eine Stellatumblockade kontraindiziert.

3. Cerebro-vasculäre Erkrankungen. Nach Embolien, Thrombosen und cerebralen Insulten kann man nach wechselseitigen Stellatumblockaden mit 8–12 Std Differenz eine deutliche Besserung des Allgemeinzustandes des Patienten beobachten.

Für die *Ausschaltung des Parasympathicus,* also der *Vagusblockade,* ergeben sich nur wenige und relativ seltene therapeutische Indikationen. Natürlich wurde in früheren Jahren die doppelseitige Vagusblockade zur regionalen Schmerzausschaltung bei Tracheo- und Bronchoskopien sowie chirurgischen Eingriffen im Pharynx und Larynx durchgeführt. Diese Indikation ist heute aufgrund der Entwicklung der modernen Anaesthesiologie zugunsten

der Vollnarkose fallengelassen worden. Wir finden damit für die Vagusblockade heute nur noch *zwei echte Indikationen:*

1. Die Osteoarthropathie – das sog. „Pierre-Marie-Bamberger Syndrom" – ist eine symetrische Osteitis der vier Extremitäten.

Sie ist hauptsächlich an den Phalangen und terminalen Epiphysen der
langen Knochen der Unterarme und Unterschenkel mit Ausstrahlung in die
Gelenke lokalisiert. Dieses Krankheitsbild tritt immer in Verbindung mit
benignen oder malignen Tumoren der Lunge auf. Dam und Hagelsten
berichteten 1964 über die Behandlung von 22 Fällen dieser Erkrankung
durch Vagusblockaden. In 17 Fällen waren die Patienten nach der Vagusblockade sofort schmerzfrei, d. h. sie verloren ihre Glieder- und Gelenk-
schmerzen.

**2. Zu prognostischen, diagnostischen und therapeutischen Zwek-
ken** empfiehlt sich die Vagusblockade bei nicht mehr operablen Lungentumoren oder vor Durchführung einer thoracalen Vagotomie.

Als *Kontraindikationen* für jede Form der therapeutischen Blockade gelten;
1. Patienten, die unter *Antikoagulatientherapie* stehen. Hier besteht die
Gefahr von Blutungen nach Gefäßperforation.
2. Infektionen im Injektionsbereich führen zur Keimverschleppung.
Mögliche *Fehler und Gefahren* der Blockadetherapie sind bei korrekt
durchgeführter Technik sehr gering. Jedoch können sie vorkommen und es
sei an dieser Stelle auf die ausreichend vorhandene Literatur in den Lehr-
büchern hingewiesen.
Zur technischen Durchführung vegetativer Blockaden möchten wir
ebenfalls auf die Textbücher hinweisen. Für jede einzelne Blockademög-
lichkeit des autonomen Nervensystems gibt es von verschiedenen Autoren
beschriebene unterschiedliche Techniken.
Wir bevorzugen für das *Ganglion stellatum* den Zugang von vorne –
eine Modifikation der von de Sousa Pereria beschriebenen Technik.
Die Blockade des *thoracalen Sympathicus* führen wir am sitzenden Patienten durch. Diese Technik ähnelt im wesentlichen der paravertebralen
Anaesthesie. Im Gegensatz zu vielen anderen Autoren blockieren wir den
lumbalen Grenzstrang am Patienten in Seitenlage. Uns erscheint die Seitenlage praktischer, leichter durchführbar und auch für den Patienten angenehmer zu sein als die Bauchlage.
Die Blockade des *Nervus vagus* – über die wir selbst nur begrenzte Erfahrungen haben – wird am sitzenden Patienten durchgeführt, wobei der
Kopf zur kontralateralen Seite gedreht wird.
Eine genaue Durchführung dieser Techniken sei den Demonstrationen
überlassen.

Bei Diskussionen mit Chirurgen, Orthopäden, Neurologen oder Internisten über den Wert oder Unwert von vegetativen Nervenblockaden kann man immer wieder die Behauptung hören, daß man dieses alles doch schon durchgeführt habe und keine überzeugenden Erfolge gesehen worden sind. Diese Bemerkung der Kollegen anderer Fachrichtungen ist durchaus richtig und berechtigt. Die Blockadebehandlung ist praktisch so alt wie die Einführung der Lokalanaesthetica, also etwa 70 Jahre. Eine ausreichende Literatur aus dem 2. und 3. Jahrzehnt dieses Jahrhunderts läßt sich hierüber finden. Der Tenor dieser Publikationen schwankt zwischen enthusiastischer Begeisterung und skeptischer, ja teilweise negativer Kritik. Worin ist die Ursache hierfür zu suchen? Wir glauben einen der Hauptgründe inzwischen gefunden zu haben. Fragt man Kollegen, die früher selbst einmal therapeutische Blockaden durchgeführt haben, dann zeigt sich immer wieder, daß sie erstens keine oder nur eine sehr mangelhafte Dokumentation über ihre Fälle besitzen und zum anderen, daß sie in keinem Falle den Effekt ihrer Blockade – d. h. die technisch korrekte Durchführung – objektiv richtig kontrolliert haben. Man verließ sich seinerzeit meist auf die subjektiven Angaben des Patienten, wie Abnahme der Schmerzen, Zunahme des Wärmegefühls etc.

Aus diesem Grunde erscheint es uns wichtig, hier noch einmal kurz auf die Möglichkeiten der objektiven Beurteilung des Effektes einer Blockade einzugehen. Daher soll im folgenden die Möglichkeit zur objektiven Kontrolle eines Blockadeeffektes des sympathischen Grenzstranges für die Extremitäten diskutiert werden. Hierzu steht eine ganze Reihe von Untersuchungen zur Verfügung. Die Veränderung der Muskeldurchblutung, die Veränderung der Hauttemperatur, die Oscillographie, die Rheographie, die Schweißsekretion mittels Indikation wie Brom-Kresolgrün und Ninhydrin und das Verhalten des psychogalvanischen Reflexes sind einige der objektiven Untersuchungsmethoden. Wichtig ist, daß man sich für den klinischen Routinebetrieb – besonders im kleinen Krankenhaus – und aus praktischen Gründen auf solche Untersuchungen beschränkt, die wenig zeitraubend und technisch einfach und billig durchführbar sind.

Wir haben es uns nicht zur Aufgabe gemacht, alle Untersuchungsmöglichkeiten gegeneinander abzuwägen. Wir wollen lediglich die von uns angewendeten Methoden, die sich als praktisch erwiesen haben, hier beschreiben.

Wir kombinieren zur Verifizierung des Blockadeeffektes die Messung der *Hauttemperatur* mit dem Verhalten des *psychogalvanischen Reflexes*. Beide Messungen müssen selbstverständlich vor und nach Anlegen der Blockade durchgeführt werden und gleichzeitig die blockierte und nichtblockierte Seite umfassen. Die Messung der Hauttemperatur wird mit einem der üblichen Elektrothermometer mittels einer Hautelektrode durchgeführt.

Die Messung und Kontrollmessung der Temperatur müssen immer an der gleichen Stelle der Haut erfolgen. Um ganz sicher zu gehen, daß man an den gleichen Stellen mißt, empfiehlt es sich, diese Stellen vorher mit einem Fettstift zu markieren.

Unter dem *psychogalvanischen Reflex* versteht man eine elektrische Aktivität, die in der Haut gemessen werden kann. LEWIS beschreibt aufgrund von Untersuchungen von SCHILF und SCHUBERTH, PARCHANOFF und MC CLENDON und HEMINGWAY die Vorgänge dieses Reflexes folgendermaßen:

1. Der Reflex wird über die efferenten Fasern des Sympathicus fortgeleitet.

2. Alle sensorischen Stimuli wie Lärm, Nadelstiche oder helles Licht, physiologische Einflüsse wie der tiefe Atemzug bei einem Vasalmanöver oder emotionelle Stimuli wie Schimpfworte und ähnliches können diesen Reflex auslösen, solange die Funktion des Sympathicus intakt ist.

3. Die Zellen, die die Schweißdrüsen umgeben, sind verantwortlich für die elektrische Aktivität, die man messen kann.

Zur technischen Durchführung der Messung des psychogalvanischen Reflexes ist lediglich ein Mehrkanalschreiber mit den dazugehörigen Abnahmeelektroden erforderlich.

Je nachdem, ob man den Reflex von den oberen oder unteren Extremitäten ableiten will, legt man 2 Elektroden an eine Extremität. Sie werden an Hand- bzw. Fußrücken und an der Handfläche bzw. Fußsohle beider unteren oder oberen Extremitäten angelegt.

Man läßt den Patienten die Augen schließen, und für einige Minuten sollte absolute Ruhe im Raum herrschen. Dann kann man durch Pfeifen, Händeklatschen oder durch leichte Nadelstiche bei dem Patienten ohne Schwierigkeiten diesen Reflex auslösen. Es zeigen sich dann die typischen wellenförmigen Kurven auf dem EKG-Papier. Sie liegen in der Größenordordnung von 1–3 mVolt. Bei der Abnahme des Reflexes vor der sympathischen Blockade sollte er an beiden Extremitäten gleichmäßig auslösbar sein. Ist das nicht der Fall, so sollte man nach Medikamenteneinnahme in den letzten Stunden bzw. Tagen suchen. Es hat sich gezeigt, daß Barbiturate, Opiate und andere zentrale Sedativa die Auslösung des Reflexes u. U. blokkieren können. Wir haben es uns zur Regel gemacht, daß die Patienten – wenn irgend möglich – bis zu 48 Std vor Durchführung der Probeblockade keine Medikamente erhalten. Bei gleichzeitiger Messung der Hauttemperatur und des psychogalvanischen Reflexes läßt sich nun aufgrund der vor und nach der Blockade erhaltenen Ergebnisse entscheiden, ob eine weitere Unterbrechung des Sympathicus, das Grundleiden des Patienten günstig beeinflußt werden kann. Wir ziehen hier die Erhöhung der Hauttemperatur um wenigstens 1,5–2° C und das Fehlen des psychogalvanischen Reflexes als Kriterien heran. Steigt die Hauttemperatur an der blockierten Seite an und wird der psychogalvanische Reflex negativ, dann ist in jedem Falle ein guter Effekt von einer zeitweiligen oder dauernden Ausschaltung der Sympathicusfunktion in dieser Körperregion zu erwarten.

Bleibt bei Negativwerden des psychogalvanischen Reflexes die Hauttemperatur dagegen unverändert, dann ist ein Effekt durch Sympathicusausschaltung nicht zu erwarten. Die erhöhte Hauttemperatur bei positiv bleibendem psychogalvanischem Reflex zeigt, daß der Sympathicus nur teilweise blockiert wurde, jedoch schon zu einem deutlichen Effekt in Form einer besseren Durchblutung der Extremitäten geführt hat. Dieser positiv bleibende psychogalvanische Reflex erklärt sich aus der Doppelung des Grenzstranges im Lumbalbereich (das sog. „Psoasganglion").

Die vierte und letzte Möglichkeit ist die unveränderte Hauttemperatur bei positiv bleibendem Reflex. Hier ist völlig klar, daß die Blockade technisch den Sympathicus nicht unterbrochen hat (s. Tab. 1).

Tabelle 1. Beurteilungsmöglichkeiten bei einer Probeblockade

Hauttemperatur	psychogalvanischer Reflex	Beurteilung
Erhöht	negativ	guter Blockadeeffekt
Unverändert	negativ	kein Effekt durch Sympathicusblockade
Erhöht	positiv	Blockadeeffekt gut, jedoch teilweise erhaltene Sympathicus-Aktivität („Psoasganglion")
Unverändert	positiv	Blockade technisch insuffizient

Die oben beschriebenen Möglichkeiten zur objektiven Beurteilung einer Unterbrechung des Sympathicus sollte man nicht nur zur Probeblockade, also zu prognostischen bzw. diagnostischen Maßnahmen durchführen. Diese Untersuchung eignet sich auch vorzüglich zur Kontrolle des Dauereffektes nach Sympathicusblockaden mit Alkohol oder Phenol und ganz besonders nach chirurgischer Sympathektomie. Wenn man diese Untersuchung in bestimmten Zeitabschnitten nach dem Eingriff wiederholt, kann man genau bestimmen, in wieweit die durchgeführte Operation bzw. Blokkade noch einen Effekt bringt. Leider konnten wir feststellen, daß diese relativ einfache und absolut objektive Maßnahme allzu selten in der Klinik zur Anwendung kommt.

Therapeutische Spinal- und Periduralanaesthesien

Von H. U. Gerbershagen

Therapeutische Spinal- und Periduralanaesthesien sind Leitungsanaesthesien, die nicht zur Analgesie für operative Eingriffe oder zur diagnostischen Erfassung der Impulsleitung in den Nervenbahnen gesetzt
werden.

Der therapeutische Effekt der Unterbrechung der Impulsleitung in den
Nervensystemen besteht im wesentlichen in:

1. einer Verhinderung der Schmerzleitung,
2. einer Ausschaltung unerwünschter Reflexphänomene (wie z. B.
Muskel- und Gefäßspasmen, wie sie häufig bei Affektionen und Tumoren
des Pankreas oder auch bei Pancosttumoren auftreten),
3. einer Vasodilatation und damit einer besseren Durchblutung der
nervenzugehörigen Körperareale.

I. Therapeutische Periduralanaesthesien

Für die Ausführung der therapeutischen Peridural- bzw. Sacralanaes-
thesien werden fast ausschließlich lokalanaesthetische Lösungen, ggf. mit
Zusatz von Hydrocortison benutzt.

II. Technik der therapeutischen Periduralanaesthesien

Auf die Technik der normalen Periduralanaesthesie soll an dieser Stelle
nicht eingegangen werden. Erwähnt werden muß, daß ein anhaltender the-
rapeutischer Effekt bei der einmalig durchgeführten Peridural- bzw.
Sakralanaesthesie nicht zu erreichen ist. Diese Blockaden müssen in der
Mehrzahl der Fälle 5–7mal in 1–2tägigen Intervallen durchgeführt werden.
Dauerperiduralblockaden mit Kathetertechnik sind nur bei hospitalisierten
Patienten anwendbar und setzen gut ausgebildetes Pflegepersonal voraus.
Mit den erwähnten Blockade-Serien erzielt man eine ähnlich intensive und
anhaltende Unterbrechung der Nervenimpulsleitung.

Eine alte, aber wenig bekannte Modifikation der Sakralanaesthesie ist
der *Pressure-Caudal-Block*. Darunter versteht man eine Sacralanaesthesie, bei
der vor Injektion des Lokalanaestheticums schnell und unter Druck 60–90 ml
Kochsalzlösung mit 100 mg Hydrocortisonzusatz in den Sacralraum in-

jiziert werden. Die Wirkungsweise des Pressure-Caudal-Blocks, dessen Effektivität wir oft beobachteten, ist keineswegs geklärt. Einige Autoren sprechen von einer Lösung von Adhäsionen im Periduralraum durch die Injektion, andere glauben, daß das peridural eingebrachte Hydrocortison mit seiner antiphlogistischen Wirkung das lokalwirksame Agens sei. Der Pressure-Caudal-Block muß in 2tägigen Abständen, zumeist 3–5mal, wiederholt werden.

III. Indikationen für therapeutische Periduralblockaden

Wir beschränken die Anwendung der therapeutischen Periduralblockade auf folgende Indikationsgebiete:

1. Vasculäre Störungen
2. Visceralschmerzen
3. Postoperative Schmerzen
4. Restschmerzen nach Nucleus pulposus-Exstirpation
5. Lumbo-sacrale Neuralgien

1. Akute vasculäre Störungen und die damit verbundenen Schmerzen, besonders embolische Geschehen in den Extremitäten, aber auch in der Lungenstrombahn, können durch Ausschaltung der entsprechenden sympathischen Nervengeflechte durch peridural eingebrachte Anaesthetica behandelt werden. Nicht nur die Schmerzen werden gelindert, sondern auch eine Vasodilatation der spastischen Kollateralgefäße erzielt. Die Frage der Vasodilatation der embolisierten Gefäße ist nicht geklärt. Unserer Meinung nach fällt die Weitstellung dieses Gefäßabschnittes therapeutisch nicht ins Gewicht. Sollte allerdings nach einer Periduralblockade mit resultierender besserer Durchblutung eine Embolektomie durchgeführt werden, so sind die besten Voraussetzungen für die Anaesthesie und eine anhaltende Vasodilatation geschaffen.

2. Schmerzen durch entzündliche oder obstruktive Veränderungen der Viscera, wie bei Pankreatitis, Ureteren- und Gallenwegskoliken können mit Periduralblockaden beherrscht und die begleitenden vasculären und muskulären Spasmen gelöst werden. Stein- und Konkrementabgänge werden relativ häufig nach Blockaden bei Uretersteinen beobachtet.

3. Postoperative Schmerzzustände mit den Gefahren der Hypoventilation, Atelektasenbildung, Sekretverhaltung in den Atemwegen, Pneumonie, Thrombophlebitis und Muskelschwäche können durch die Anwendung von segmentären Periduralblockaden in der unmittelbaren postoperativen Phase verhindert werden. Segmentäre Periduralblockaden mit geringprozentigen Anaesthesielösungen sollten bei Patienten nach Nierentransplantationen und bei Risikopatienten routinemäßig durchgeführt werden.

4. Restschmerzen nach Nucleus pulposus-Exstirpationen werden von etwa 15% der Patienten angegeben. Bei diesen Patienten sollten, beginnend mit dem 6. postoperativen Tag, in 2tägigen Abständen Pressure-Caudal-Blockaden durchgeführt und jeweils 15 min lang passive Bewegungstherapie der unteren Extremitäten angeschlossen werden. Unserer Erfahrung nach bestätigen etwa 8 von 10 Patienten, daß sie nach der 4. oder 5. Blockade schmerzfrei bleiben.

5. Lumbo-sacrale Neuralgien, Coczygodynien, Amputationsstumpfschmerzen und auch therapieresistente Rückenschmerzen sprechen erstaunlich oft auf Periduralanaesthesien mit Lokalanaesthetica und Hydrocortisonzusatz bzw. die schon erwähnten Pressure-Caudal-Blockaden an.

Bei den therapeutischen Periduralblockaden mit Lokalanaesthetica ist die Schmerzausschaltung nur ein Teilaspekt der Behandlung. Diese Form der Blockadetherapie ist oft die Voraussetzung für weitere schmerzfreie diagnostische und therapeutische Maßnahmen (Kontrastmitteldarstellungen, Massagen, Strahlentherapie usw.).

Therapeutische Spinalanaesthesien

Für die Durchführung der therapeutischen Spinalblockaden werden mit wenigen Ausnahmen neurolytische Substanzen, wie Äthylalkohol oder Phenol-Glycerinlösungen benutzt. Die intrathecale Injektion von Äthanol oder Phenol wird zur *selektiven* Ausschaltung der Impulsleitung in den vorderen und/oder hinteren Rückenmarkswurzeln zur Schmerzausschaltung oder zur Behandlung der Spastizität angewandt.

Voraussetzung für jede Spinalblockade mit Neurolytica ist eine vorausgegangene diagnostische segmentäre Spinalblockade mit einem Lokalanaestheticum. Nur so können die Wirksamkeit der neurolytischen Blokkaden vorausgesagt und Patienten mit „zentralfixierten Schmerzen" vor nicht indizierter Therapie bewahrt werden.

Da die Methodik und Technik der therapeutischen Spinalanaesthesie mit Neurolytica relativ unbekannt ist, soll sie ausführlich besprochen werden.

Technik der Spinalanaesthesie mit Äthanol

Bei der Injektion eines Neurolyticums, wie Äthanol, in den Intrathecalraum muß der Alkohol möglichst exakt und in hoher Konzentration an die auszuschaltenden Rückenmarkswurzeln gebracht werden. Bei der

Verwendung von Äthanol nutzt man die physikalischen Eigenschaften des Liquor cerebrospinalis und des Alkohols aus. 98–100%iges Äthanol ist mit einem spezifischen Gewicht von etwa 0,800 im Vergleich zum Liquor cerebrospinalis (spezifisches Gewicht 1,007) stark *hypobar*. Als hypobare Lösung *muß* sich der Alkohol bei langsamer Injektion in den Subarachnoidalraum in Richtung des höherliegenden Teiles verlagern und hier neurolytisch wirksame Konzentrationen erreichen. Für die hintere Wurzelblockade muß der Patient so gelagert werden, daß die hinteren Rückenmarkswurzeln an der obersten Stelle im Spinalkanal liegen. Deshalb wird der Patient auf die Seite gelagert, die der zu behandelnden gegenüberliegt. Lagerungskissen werden so untergelegt, daß eine maximale Krümmung der Wirbelsäule an der Stelle entsteht, an der die schmerzleitende Hinterwurzel verläuft. Kopf und Extremitäten liegen also niedriger als die Injektionsstelle. Um mit möglichst geringen Mengen neurolytischer Substanz auszukommen und um die Vorderwurzel mit größerer Sicherheit zu schonen, wird der Körper des Patienten um 45° nach vorne gedreht.

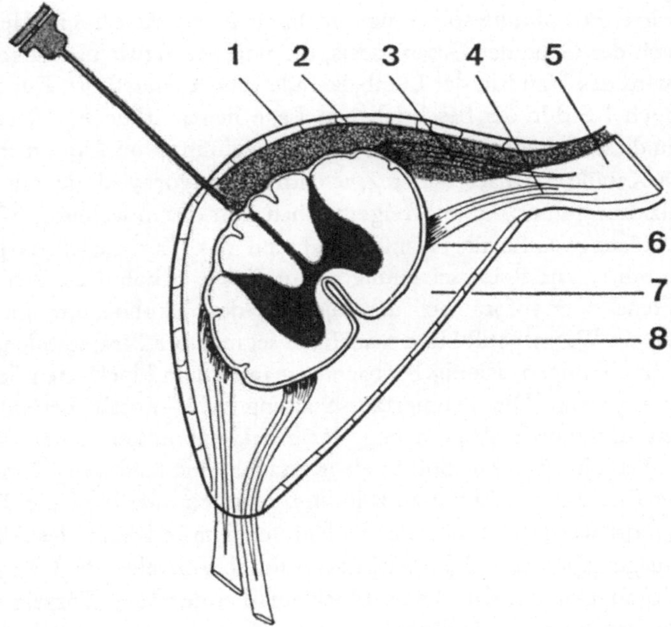

Abb. 1. Der durch die Kanüle injizierte Alkohol bildet bei anterolateraler Lage des Patienten eine „Schicht" auf der Cerebrospinalflüssigkeit, die die hinteren Rückenmarkwurzeln umspült.
1. Dura mater spinalis, 2. Arachnoidea spinalis, 3. Hintere Rückenmarkwurzeln, 4. Vordere Rückenmarkwurzeln, 5. Ganglion spinalis, 6. Fila radicularia, 7. Cavum subarachnoidale, 8. Pia mater spinalis

In dieser *antero-lateralen* Lage wird der Patient mit breiten Heftpflaster-
streifen fixiert. Dadruch wird die Möglichkeit von Komplikationen durch
spontane Bewegungen reduziert (Abb. 1).

Die *Punktionsstelle* hängt von den auszuschaltenden Segmenten ab. Der
Alkohol wird an die *Ursprungsstelle* der hinteren Rückenmarkswurzel plaziert und nicht an ihre Durchtrittsstelle durch das Foramen intervertebrale;
da an ihrem Ursprungsort die Hinterwurzel noch aus 8–10 Fila radicularia
besteht und so dem Alkohol eine größere Angriffsfläche bietet. Auch sollte
man beachten, daß der Ursprung der Hinterwurzeln nicht mit der Höhe
des korrespondierenden Wirbelkörpers übereinstimmt. Die Punktion wird
mit einer kurz angeschliffenen Kanüle ausgeführt. Wesentlich ist, daß keine
Alkoholinjektion vorgenommen wird, bevor freier Liquorfluß erzielt ist.
Pro Segment injiziert man zwischen 0,2 und 1 ml 98–100%igen Alkohol.
Größere Volumina sollten wegen der erhöhten Komplikationsgefahr nicht
benutzt werden. Falls mehr als 2 Segmente ausgeschaltet werden müssen,
ist die Technik unter Verwendung mehrerer Kanülen sicherer und daher
der Injektion größerer Volumina Alkohols durch eine Kanüle vorzu-
ziehen [1]. Zur Injektion verwendet man eine 0,5 oder 1 ml fassende Tuber-
kulinspritze. Pro Minute sollen nicht mehr als 0,1 ml Alkohol injiziert werden. Nach der Gabe der Gesamtdosis, die von der erzielten Analgesie ab-
hängt, wird das Mandrin der Lumbalkanüle wieder eingeführt. Der Patient
bleibt noch 1 Std in der beschriebenen Lage liegen. Eine Sondierung ist
häufig in diesem Studium indiziert. Zur Vermeidung von Liquorturbulenz
wird die Kanüle erst nach dieser Zeit entfernt. Zuvor wird sie mit 0,1 ml
Kochsalzlösung von Alkohol freigewaschen. Mit einem weiteren Milliliter
Kochsalzlösung sollte die Kanüle während des Zurückziehens gespült
werden, um cutane Reizerscheinungen durch den Alkohol zu vermeiden.

Während oder sofort nach der Injektion des Alkohols empfinden die
Patienten ein Wärmegefühl und manchmal segmentäre Paraesthesien, die in
10–15 min abklingen. Häufig beobachtet man in dem blockierten Segment
ein Hauterythem. Die Schmerzausschaltung wird durch Befragen des
Patienten und durch Abgrenzung der Analgesie mittels einer dünnen,
scharfen Kanüle ermittelt. Soll in einer Sitzung eine beidseitige Neurolyse
mehrerer Rückenmarkshinterwurzeln im thoracalen oder lumbalen Bereich
durchgeführt werden, so wird der Patient vor dem Injizieren des Alkohols
in Bauchlage gebracht und die Wirbelsäule durch Verstellen des Operationstisches so abgeknickt, daß die zu blockierenden dorsalen Wurzeln an der
höchsten Stelle des Spinalkanals liegen. Für die Ausschaltung beider
Wurzeln eines Segmentes benötigt man zumeist 1–1,5 ml Äthanol.

Die einfachste und sicherste Methode der Spinalblockade mit Alkohol –
allerdings vorzugsweise bei Patienten mit inoperablen Prostata-, Blasen-
und distalen Rectumcarcinomen anwendbar – ist die Alkoholisation der
distalen Sacralfasern. Diese von White zum ersten Mal 1938 beschriebene

Methode soll kurz erwähnt werden, da sie auch in den Händen des Unerfahrenen beste Ergebnisse zeitigt [2]. Zu dieser Blockade sollten Patienten herangezogen werden, die einen Blasenkatheter einliegen haben und bereit sind, eine möglicherweise vorübergehend auftretende Stuhlinkontinenz zu akzeptieren. Bei Patienten mit einliegendem Blasenkatheter und mit Kolostomie – und viele Patienten haben bereits diesen Palliativeingriff vor der Blockade – würde keine Kontraindikation mehr bestehen. Bei genauer Befolgung der Technik ist eine Muskelschwäche der Beine ausgeschlossen.

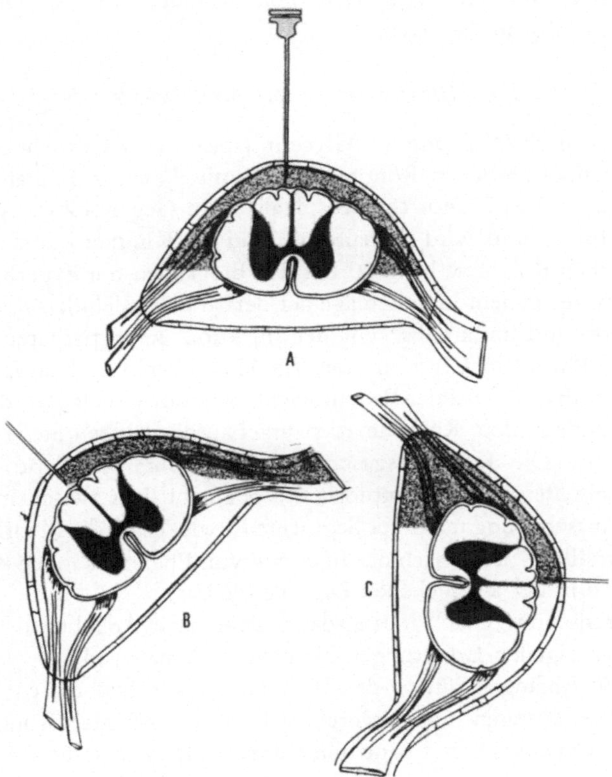

Abb. 2. A Patient in Bauchlage zur Ausschaltung beider Rückenmarkhinterwurzeln. B Patient in anterolateraler Lage zur einseitigen Neurolyse einer hinteren Rückenmarkwurzel. C Patient in Seitenlage zur Unterbrechung der Impulsleitung einer hinteren und einer vorderen Rückenmarkwurzel. Diese Lage ist besonders vorteilhaft, wenn eine vollständige Ausschaltung des Symphaticus in einem Segment nötig ist

Ausführung der Spinalblockade nach WHITE

Der Patient liegt in Bauchlage. Die Sacralgegend wird durch Abknicken der Rücken- und Fußteile des Operationstisches erhöht (Klappmesserlage). Die Lumbalpunktion erfolgt durch den distalsten Zwischenwirbelraum. Die Lage der Spinalkanüle wird durch Aspiration des Liquors verifiziert. Der spontane Abfluß von Liquor ist in dieser Körperlage selten. Man injiziert langsam 0,5–1,5 ml Äthanol. Der Alkohol schaltet die Impulsleitung im 3.–5. Sacralsegment im caudalen Ende des Durasackes aus und bewirkt eine Reithosenanaesthesie. Der Patient verbleibt 1 Std in der angegebenen Lage.

In etwa der Hälfte der Fälle muß die subarachnoidale Alkoholinjektion innerhalb der nächsten Tage wiederholt werden. Die Wirkungsdauer dürfte etwa 6 Monate betragen.

Die Methodik der Phenol-Spinalblockade

Phenol ist nach Mischung mit Glycerin (spezifisches Gewicht ca. 1,027) oder einem lipoidlöslichen Röntgenkontrastmittel, wie z. B. Pantopaque, eine gegenüber dem Liquor cerebrospinalis – im Gegensatz zu Äthanol – *hyperbare* Lösung und wird deshalb von einigen Klinikern ausschließlich zur chemischen Rhizolyse benutzt. Bei den Blockaden mit hyperbaren Lösungen liegt der Patient in Seitenlage auf der zu behandelnden Seite. Nach der Punktion und unmittelbar vor der Injektion der hyperbaren Lösung (5–10%iges Phenol in Glycerin oder 7,5–15% Phenol in Pantopaque) in den Intrathecalraum wird der Patient leicht nach dorsal gelagert, damit die zu blockierende hintere Rückenmarkswurzel an der tiefsten Stelle des Spinalkanals liegt. Die Injektionsgeschwindigkeit sollte 0,1 ml pro Minute nicht überschreiten. Die Gesamtdosis pro Segment liegt zwischen 0,5 und 1 ml. Zur Ausschaltung mehrerer Segmente ist wiederum die Mehrkanülentechnik vorteilhaft. Auch nach der Injektion von Phenollösungen sollte der Patient 1 Std in der angegebenen Lage verbleiben.

Die durchschnittliche Wirkungsdauer liegt nach Angaben der Literatur und nach eigenen Erfahrungen bei etwa 4 Monaten [3].

Für den Anfänger dürfte die Benutzung von hyperbaren Phenol-Kontrastmittellösungen unter Durchleuchtungs- und/oder Röntgenkontrolle besonders einfach und kontrollierbar sein [4]. Man sollte 7,5–15%ige Phenol-Pantopaque-Lösungen benutzen. Schwächere Konzentrationen erzielen unserer Erfahrung nach oft nur kurz anhaltende Resultate.

Nachteile der Methodik

Der wesentliche Nachteil der Behandlung mit neurolytischen Spinalblockaden liegt darin, daß manchmal nur partielle Schmerzfreiheit erzielt wird, oder aber, daß der Schmerz nach kurzem schmerzfreien Intervall wiederkehrt. Die Ursachen für diese Teilerfolge liegen entweder in einer unvollständigen Unterbrechung der Schmerzleitung durch das Neurolyticum (zu wenige Fasern bzw. Segmente wurden ausgeschaltet), in einer schnellen

Erholung einiger Nervenfasern von dem Kontakt mit dem neurolytischen Mittel (was durch Verdünnungseffekte besonders in den Randsegmenten vorkommt) oder in einer Ausbreitung des Tumors über die beeinflußte Zone hinaus.

Fehler und Gefahren der Spinalanaesthesie mit Alkohol oder Phenol

Im Cervicalbereich sollte nicht mehr als 0,2 ml Äthanol pro Segment injiziert werden. Mit Phenollösungen haben wir im Cervicalbereich keine eigenen Erfahrungen. Größere Volumina des Neurolyticums könnten zu einer Beeinflussung der vorderen Rückenmarkswurzeln und damit zu einer, wenn auch zumeist bald vorübergehenden Muskelschwäche der oberen Extremität führen. Das Cranialwärtsaufsteigen des Alkohols mit daraus resultierender Atemlähmung ist bei korrekter Lagerung des Patienten nicht zu erwarten.

Die Anwendung der intrathecalen neurolytischen Blockade im *Thorax-Rumpfbereich* ist mit einer Ausnahme weitgehend risikofrei. Die Ausschaltung der Rückenmarkshinterwurzeln ist mit der potentiellen Gefahr des Übergreifens auf die Vorderwurzeln verbunden. Daher sollte diese Technik nie bei Patienten mit ausgeprägten chronischen obstruktiven Ventilationsstörungen durchgeführt werden, da bei dieser Patientengruppe die Ausschaltung eines einzigen Intercostalnervens schon eine Ateminsuffizienz herbeiführen kann.

Bei der Ausführung der chemischen Rhizolyse im *lumbo-sacralen Bereich* muß daran gedacht werden, daß die sensible und motorische Versorgung von Harnblase und Rectum aus diesen Segmenten stammt. Dies bedeutet, daß bei unvorsichtiger Durchführung der Blockade die Möglichkeit des Verlustes der Sphincterfunktionen von Harnblase und Rectum besteht und daß der Patient auf diese möglichen Nebenwirkungen aufmerksam gemacht werden muß. In der umfangreichen Literatur der letzten 40 Jahre liegt die Häufigkeit dieser Komplikationen ziemlich konstant zwischen 3 und 5% [3]. In der Mehrzahl der Fälle ist die Sphincterparese nur eine mehrwöchige Erscheinung. Eine vorübergehende Muskelschwäche der unteren Extremität wird gelegentlich beobachtet. Paresen der Beine sind selten und auf unsachgemäße Ausführung der Blockade zurückzuführen. Nebenwirkungen vorübergehender Art, wie Kopfschmerzen und Parästhesien, sind selten.

Indikationen für die chemische Rhizolyse

Wir verwenden die intrathecale Injektion von Äthanol oder Phenol zur selektiven Ausschaltung der Impulsleitung in den vorderen und/oder hinteren Rückenmarkwurzeln für die Schmerzausschaltung und zur Behandlung der Spastizität bei:

1. Fortgeschrittenem Stadium einer malignen Erkrankung.
2. Unwirksamkeit von Analgetica bei Carcinompatienten.

3. Ablehnung neurochirurgischer schmerzlindernder Eingriffe.
4. Schlechtem, Operationen verbietendem Allgemeinzustand des Patienten.
5. Spastische Paraplegien ohne Hoffnung auf eine Erholung der Funktionen.
6. Segmentärbegrenzten Schmerzen bei spastischen Paraplegien.
7. Chronischen, therapieresistenten Schmerzzuständen.

Die therapeutischen Spinal- und Periduralanaesthesien sind relativ einfach zu erlernen, risikoarm in der Anwendung und stellen eine gute Alternative zur konservativen Schmerztherapie dar.

Zusammenfassung

Eine strenge Indikationsstellung für therapeutische Spinal- und Periduralblockaden wird aufgezeigt. Die Technik der therapeutischen Periduralanaesthesie unter besonderer Berücksichtigung der Pressure-Caudal-Blokkaden und die Durchführung der Spinalblockade mit Äthanol und Phenol wird ausführlich dargestellt.

Summary

Strict indications for therapeutic spinal and peridural anaesthesia are emphasized. The technique of therapeutic peridural blockade with special reference to pressure caudal blocks and the performance of intrathecal ethanol and phenol blocks are described in detail.

Literatur

1. Bonica, J. J.: Management of Pain, Philadelphia: Lea and Febiger 1954.
2. White, J. C.: A new modification of subarachnoid alcohol injection for the bilateral blocking of lower sacral nerves in intractable pain of the pelvic viscera. Surgery 4, 722 (1938).
3. Gerbershagen, H. U., Baar, H. A., Kreuscher, H.: Langzeitnervenblockaden zur Behandlung schwerer Schmerzzustände. I. Die intrathecale Injektion von Neurolytica. Anaesthesist 21, 112 (1972).
4. Greitz, T.: Selective nerve root blocking with phenol under myelographic control. Invest. Radiol. 1, 257 (1966).

10 Jahre Erfahrung mit der Blockadetherapie

Von **O. Lundskog, H. A. Baar** und **J. Ahlgren**

Im letzten Jahrzehnt hat das Interesse für die sog. therapeutischen Regionalblockaden erheblich zugenommen. An vielen Stellen hat man spezielle Abteilungen – sog. Pain Clinics – für die Behandlung von Schmerzen und beispielsweise die Behandlung von Durchblutungsstörungen eingerichtet.

In Malmö haben wir uns seit längerer Zeit besonders für Patienten mit solchen Leiden interesssiert und eine größere Anzahl in den letzten Jahren behandelt. Fast alle diese Patienten sind uns von den verschiedenen Spezialdisziplinen des Krankenhauses überwiesen worden. Eine „offene" Pain Clinic im amerikanischen Sinne gab es nur in kleinerem Umfang.

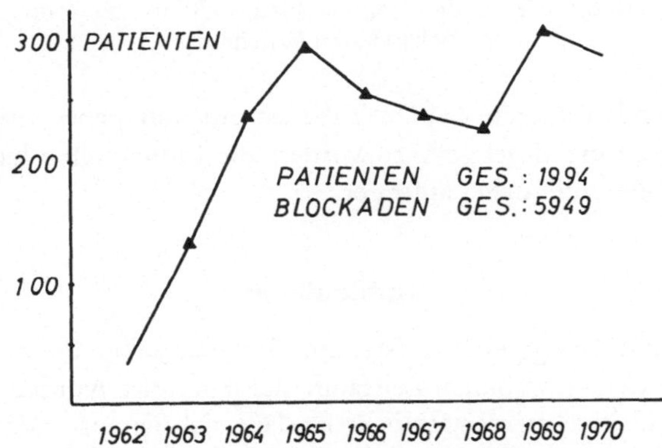

Abb. 1. Entwicklung der Pain Clinic Malmö von 1962–1970

Die Abbildung 1 zeigt die Entwicklung unserer Schmerzbehandlungsabteilung während der letzten 9 Jahre. In der Zeit von 1962 bis einschließlich 1964 war die Anzahl der pro Jahr behandelten Patienten noch relativ klein. Seit 1965 wird eine durchschnittliche Anzahl von etwa 250 Patienten pro Jahr behandelt. In diesem Zusammenhang mag darauf hingewiesen sein, daß das Versorgungsgebiet unserer Klinik etwa 250000 Menschen umfaßt. Wir behandelten etwa einen Patienten pro 10000 Einwohner pro Jahr. Diese Ziffer bedeutet vermutlich ein Minimum, da ein Großteil der praktizierenden Ärzte bisher nicht über die diagnostischen und therapeutischen

Möglichkeiten der verschiedenen Blockaden informiert ist und häufig nur eine vage Vorstellung über die Schmerzbehandlung in diesem Zusammenhang hat.

Aus der Abbildung 2 ist die Verteilung der von uns behandelten Patienten auf Poliklinik und auf Klinik ersichtlich. Der rechte Teil der Graphik zeigt die Verteilung der stationären Patienten auf die speziellen Fachdisziplinen.

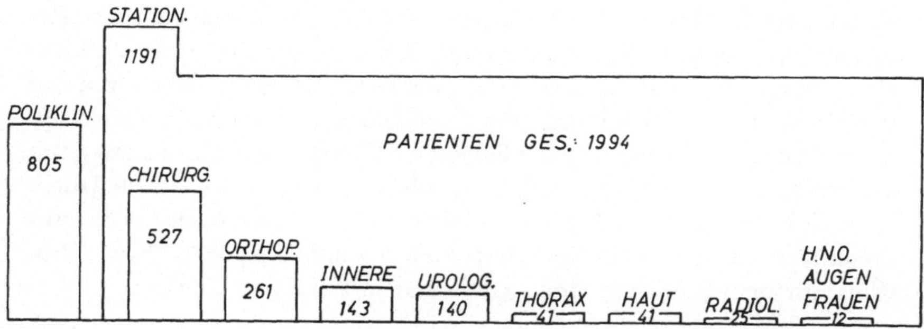

Abb. 2. Verteilung der in den Jahren 1962–1970 in der Pain Clinic Malmö behandelten Patienten

Im folgenden mögen weitere Tabellen Ausunft geben über die Blockaden, die von uns durchgeführt wurden, die Indikationen hierzu und die Komplikationen, die dabei auftraten:

Indikationen

Die Tabelle 1 zeigt eine Aufstellung der *somatischen* Blockaden, welche von uns in dem erwähnten Zeitraum durchgeführt wurden. Die relativ große Anzahl der Intercostalblockaden läßt sich daraus erklären, daß bei allen thoraxchirurgischen Eingriffen *postoperativ* Blockaden dieses Typs durchgeführt wurden. Auch ein größerer Teil von Oberbaucheingriffen wurde wegen der *postoperativen* Schmerzen mit Intercostalblockaden behandelt.

Der Nervus ischiadicus wurde zur symptomatischen Schmerzausschaltung bei Patienten mit schmerzhaften Durchblutungsstörungen, wie z. B. diabetischer Gangrän, blockiert. Bei diesen Patienten wird bei uns bis zur chirurgischen Versorgung routinemäßig auf Station zur Nacht eine Ischiadicusblockade verabreicht. Bei den aufgeführten Peridural- bzw. Sacralblockaden handelt es sich um *diagnostische* Testblockaden.

Mit Hilfe der hier aufgeführten intraspinalen Alkoholblockaden ließ sich in einem großen Teil von inoperablen Tumoren eine erhebliche Ver-

Tabelle 1. Aufstellung der von 1962–1970 in der Pain Clinic Malmö durchgeführten somatischen Blockaden

Intercostal-Bl.	527
Ischiadicus-Bl.	413
Peridural-/Sacral-Bl.	294
Intraspin. Alkohol-Bl.	142
Paravertebral-Bl.	114
Lok. Infiltrationen	81
Spinal-Blockaden	45
Sonstige Blockaden	129
Gesamt	**1745**

minderung der Schmerzen bzw. eine vollständige Schmerzfreiheit bis zum Tode der Patienten erzielen.

Die Indikationen zu den Paravertebralblockaden und den lokalen Infiltrationen sind aus der Literatur bekannt.

Bei den Spinalanaesthesien handelt es sich um Testblockaden vor intraspinalen Alkoholblockaden. Unter „sonstige Blockaden" sind seltene Blockaden einzelner Nerven zusammengefaßt, die ihre Erklärung aus der Aufstellung „seltene Indikationen" weiter unten finden.

Unsere Indikation zu den vegetativen Blockaden (s. Tab. 2) waren verschiedener Art. Die Blockaden es lumbalen Grenzstranges und die des Ganglion stellatum wurden in den meisten Fällen zur Verbesserung der regionalen Durchblutung durchgeführt. Durch diese Eingriffe ließen sich ebenfalls ischämische Schmerzen gut beherrschen.

Tabelle 2. Verteilung der von der Pain Clinic Malmö (1962–1970) insgesamt durchgeführten vegetativen Blockaden

Lumb. Sympathicus-Bl.	1878
Stellatum-Blockaden	1514
Spanchnicus-Blockaden	636
Plex. Coeliacum-Block.	176
Gesamt	**4204**

Die relativ große Anzahl von Splanchnicusblockaden wurde allein zur Schmerzausschaltung bei Uretersteinen in Ermangelung von potenten Spasmolytica durchgeführt. Hierbei konnten wir einen interessanten Nebeneffekt beobachten: Bei einem Teil der Patienten kam es (offensichtlich unterstützt durch die Splanchnicusblockade) zu einem spontanen Steinabgang.

Die Blockade des Plexus coeliacum wurde zur Schmerzausschaltung bei visceralen Schmerzen im Oberbauch, z. B. bei Pankreatitiden, mit gutem Erfolg angewendet.

Bei den in Tabelle 3 und 3a aufgeführten Krankheitsbildern wurden von uns Nervenblockaden mit unterschiedlichem Erfolg durchgeführt. Auf die Resultate dürfen wir weiter unten näher eingehen.

Tabelle 3. Häufige Krankheitsbilder, bei denen Nervenblockaden durchgeführt wurden. Indikationen zur Behandlung, Pain Clinic Malmö 1962–1970

		%
Durchblutungsstörung	853	42,80
Nierensteine/Gallensteine	407	20,30
Neuralgien/Kausalgien	328	16,50
Neoplasmen	196	9,85
Traumen/Narbenschmerzen	106	5,32
Post operative Schmerzen	15	0,75
Phantomschmerzen	16	0,80
Sonstige Schmerzen	73	3,68

Tabelle 3a. Seltene Indikationen zur Blocktherapie. Pain Clinic Malmö 1962–1970

Durchblutungsst. bei Leukämie	2
Urethritis	1
Erfrierung	1
Meralgia Paraästhetica	6
Postop. Ureterkoliken	6
Coccygodynie	9
Pancreatitis	6
Sclerodermie	5
Tietze Syndrom	3
Singultus	1
Embolia Arteriae Retinae	2
Peritendinitis	1
Neuralgie n. Laryngeus sup.	1
Priapismus	1
Xiphoidodynie	2
Koprostase	1

Komplikationen

Die intraarterielle Injektion von Lokalanaestheticum in einem Fall hatte glücklicherweise keine ernsten Folgen, sollte jedoch erneut zur Vorsicht mahnen.

Nach der Durchführung einer lumbalen Sympathicusblockade trat ein Todesfall ein. Bei der Sektion fand sich ein großes retroperitoneales Hämatom, welches ursächlich im Zusammenhang mit dem letalen Ausgang stand. Der Zwischenfall ereignete sich bei einem Patienten des Jahrganges 1883.

Eine weitere schwere Komplikation trat bei einer Alkoholblockade des lumbalen Grenzstranges auf. Es kam zu einer Schädigung des einen Ureters. Hierbei handelt es sich um eine sehr seltene Komplikation, die bisher nicht in der Literatur angegeben ist.

Tabelle 4. Übersicht über die von 1962–1970 insgesamt in der Pain Clinic Malmö vorgekommenen Blockade-Komplikationen

Blockaden	Ges. 5949:	1 Intraarterielle Injektion
Lumb. Sympathicus-Blockaden	Ges. 1878:	1 Verblutungstod
		(nicht bek. Koagulopathie)
Splanchnicus-Blockaden	Ges. 636:	1 Ureternekrose
		1 Pneumothorax
Alkohol-Blockaden	Ges. 674:	12 Neuritiden

Ergebnisse

Im folgenden sollen die verschiedenen Blockaden, die bei uns durchgeführt wurden, kommentiert und versucht werden, ein Bild der Resultate zu geben, die man erwarten kann.

Wenn man die Behandlung von Schmerzzuständen diskutiert, gibt es einige Faktoren, die man dabei in Erinnerung haben sollte:

1. Viele Patienten sind *operiert* worden und behalten als *Restzustand* Schmerzen. Diese Schmerzen lassen sie daran zweifeln, ob die Operation wirklich geglückt ist. Haben sie womöglich zusätzlich noch die Diagnose „Krebs" erfahren, so kann allein schon das Wissen um diese Diagnose ihre Schmerzen verstärken.

2. Bei den Schmerzen, die durch *Neoplasmen* verursacht werden, handelt es sich nicht um Schutzmechanismen. Es handelt sich vielmehr hierbei um pathologische Schmerzen, bei denen man nur wenig Möglichkeiten hat, den zugrundeliegenden pathologischen Prozeß zu beeinflussen.

3. In diesem Zusammenhang ist es nicht die Frage, ob man diese Patienten total schmerzfrei machen kann. Man muß sich vielmehr fragen, ob man ihre Schmerzen soweit *lindern* kann, daß es sich für den Patienten lohnt, weiterzuleben, ohne süchtig zu werden.

4. Man kann niemals die Leitung im Zentralnervensystem mit einer allgemeinen Betäubung unterbrechen.

5. Durch Analgetica wird nur die Reaktion auf Schmerzen geändert, während das Vermögen, schmerzhafte Stimuli aufzunehmen, d. h., die Schmerzperzeption, nicht geändert wird.

6. Häufig haben Analgetica nur einen vorübergehenden Effekt bei schweren Schmerzen. In diesen Fällen ist man gezwungen, die Dosierung schnell zu erhöhen. Damit macht man den Patienten zum Süchtigen.

7. Durch *reversible oder irreversible Nervenblockaden* kann man die Schmerzleitung unterbrechen, so daß die Impulse das Zentralnervensystem nicht erreichen und so also auch nicht zu Bewußtsein kommen. Durch eine solche Behandlung kann man häufig aussichtsreich Schmerzzustände beheben, die bisher gegen Analgeticabehandlungen resistent waren.

Seit mehr als 10 Jahren werden uns Patienten von den verschiedenen chirurgischen Spezialabteilungen überwiesen. Die ersten Patienten, bei denen eine Blockadebehandlung durchgeführt wurde, hatten Durchblutungsstörungen in den Beinen. Bei einem Teil dieser Patienten wurde bisher die lumbale *chirurgische* Sympathektomie, welche auf dem europäischen Kontinent weit verbreitet ist, durchgeführt. Die Gesamtmortalität dieser Eingriffe, wie sie in großen Übersichten angegeben wird, liegt zwischen 1 und 5%. Die Patienten müssen mindestens 1 Woche lang nach der Operation stationär behandelt werden.

In diesen Fällen bietet die Blockadetherapie eine gute Alternative zu diesem Eingriff: die sog. chemische Sympathectomie oder besser die *Sympathicolyse* mit Alkohol, welche wir seit 1962 in 453 Fällen angewendet haben. Obwohl es sich häufig um alte Patienten handelte, haben wir dennoch eine ambulante Behandlung durchführen können. In Zusammenarbeit mit den Gefäßchirurgen sind diese Patienten nachuntersucht worden. Hierbei zeigte sich folgendes Bild:

Die Beschwerden von Patienten mit ischämischen Ulcera an den Beinen wurden in etwa 75% der Fälle erheblich gebessert. Hierbei muß gesagt werden, daß alle diese Patienten vor der Blockadebehandlung bereits mindestens 3 Monate konservativ behandelt worden waren. Im Gegensatz dazu sind die Resultate nicht besonders gut, wenn es sich um hohe arterielle Verschlüsse oder um Claudicatio intermittens handelt. Nur ca. 25% dieser Patienten erfuhren eine subjektive Besserung. Es ist bisher jedoch nicht bewiesen, ob diese Patienten im Gegensatz hierzu durch eine *chirurgische* Sympathectomie mit Erfolg behandelt werden können. In allen diesen Fällen wurde vor der lumbalen Sympathicolyse mit Alkohol eine Testblockade mit Lokalanaestheticum durchgeführt und die Hauttemperatur an beiden Beinen gemessen. Bei allen Patienten, bei denen nach der Testblockade des lumbalen Grenzstranges keine Erhöhung der Hauttemperatur zu registrieren war, wurde zusätzlich entweder eine Periduralanaesthesie oder eine Spinalanaesthesie als erneute Testblockade durchgeführt. Zusätzlich haben wir in vielen Fällen den sog. psychogalvanischen Reflex vor und nach der Testblockade durchgeführt, um die Blockierung des Grenzstranges objektivieren zu können. Erst wenn subjektiv oder objektiv ein Erfolg der Testblockade zu verzeichnen war, führten wir eine Sympathicolyse mit Äthanol durch.

Bei diesen Alkoholblockaden haben wir in etwa 3% der Fälle Komplikationen in Form der sog. Alkoholneuritis gesehen. Diese Alkoholneuritiden waren alle vorübergehender Art und nur in einem einzigen Fall bestanden die Beschwerden aufgrund dieser Komplikation über längere Zeit.

Eine weitere, sehr ungewöhnliche Komplikation trat aufgrund der Applikation von Alkohol an den lumbalen Grenzstrang auf: Der eine Ureter des Patienten wurde so geschädigt, daß eine Nephrektomie notwendig wurde.

Wir haben die chemische Sympathicolyse der chirurgischen Sympathectomie vorgezogen, da sich die Resultate beider Methoden entsprechen und an unserer Klinik eine gravierende Bettennot besteht. Seitdem diese Methode bei uns eingeführt wurde, ist in *keinem* einzigen Fall eine chirurgische Sympathectomie mehr durchgeführt worden, und wir dürfen unsere Chirurgen zitieren: „Wir haben diese Operation niemals mehr vermißt."

Die Blockaden des *Ganglion stellatum* wurden in einem Teil als Testblockaden bei Patienten mit *Durchblutungsstörungen in den Armen* durchgeführt. Hierbei wollte man den Effekt einer evtl. durchzuführenden Stellatectomie vor dem Eingriff prüfen, um eine prognostische Aussage machen zu können. Ebenfalls hatte der Patient die Möglichkeit, sich mit dem zu erwartenden Zustand nach Stellatectomie vertraut zu machen.

Schwerste Fälle von *Brachialgie* waren weitere Indikationen zur Stellatumblockade. Es ist wesentlich schwerer, die Resultate von Stellatumblockaden bei diesen Brachialgien zu beurteilen, da man keine Möglichkeiten hat, den Effekt zu objektivieren. In den Fällen, in denen Schmerzen mit Durchblutungsstörungen in den Armen in Form von Kältegefühl, Schwitzen und anderem kombiniert sind, kann man gute Resultate erwarten. Wir haben unser Material in dieser Richtung noch nicht ausgewertet. Da wir bisher bei 1514 Stellatumblockaden keine einzige ernste Komplikation hatten, glauben wir, daß die Stellatumblockaden bei Brachialgien häufiger Anwendung finden sollten.

Zur Beherrschung von *Uretersteinkoliken* haben wir *Splanchnicusblokkaden* durchgeführt. Es handelte sich hierbei um Patienten, bei denen intravenös verabreichte Spasmolytica und Analgetica nur einen kurzen, vorübergehenden Effekt hatten. In praktisch 100% der Fälle konnten wir auf diese Art die Koliken coupieren.

In diesem Zusammenhang möchte ich erwähnen, daß Spasmolytica vom Typ *Baralgin* in Schweden verboten sind. Natürlich kann man mit Splanchnicusblockaden nur einen vorübergehenden Effekt erreichen. Die Wirkungsdauer aber war erheblich länger als die von z. B. „Oxiconpapaverin", und in einigen Fällen kam es unter der Blockade zu spontanem Steinabgang.

Seit langem wußten wir, daß man Schmerzen, die durch inoperable Tumoren im Oberbauch verursacht werden, mit Hilfe von *Plexus ceoliacum*-Blockaden mit Lokalanaesthetica ausschalten kann. Aufgrund der großen Ausbreitung des Plexus ist es jedoch nicht ratsam, diesen mit absloutem Alkohol im Sinne einer Neurolyse für lange Zeit auszuschalten. Man kann jedoch die dünneren, schmerzleitenden Fasern des Plexus solaris mit 50%igem Alkohol blockieren, welches durch den Amerikaner Breidenbaugh gezeigt wurde. Inzwischen haben wir die Erfahrung gemacht, daß es sich hierbei um eine sehr gute Methode handelt, *viscerale* Schmerzen im Oberbauch zu behandeln. Es handelte sich bei unseren Patienten um solche mit Pankreascarcinomen, Carcinom der Gallenwege und des Magens, häufig im Endstadium und mit schwersten Schmerzen. In den meisten dieser Fälle hatte man mit Hilfe von Injektionen anderer Art und oralen Analgetica keine nennenswerte Schmerzlinderung erreichen können.

Bei einem Teil dieser Patienten wurde keine völlige Schmerzfreiheit erreicht. Es trat jedoch eine solche Verminderung der Schmerzen ein, daß die Patienten nach Hause entlassen werden konnten.

Diese Methode haben wir in der Form geändert, daß wir absoluten Alkohol mit 2%igem Carbocain mischen, so daß die Injektion selbst nicht so schmerzhaft wird. Nach der Blockade muß man das Personal instruieren, daß der Patient mit einer festen Leibbinde versehen wird, um das Risiko einer orthostatischen Hypotension zu vermindern.

Schmerzen, welche durch Tumoren in der Pleurahöhle und im Unterbauch hervorgerufen werden, haben wir meist mit *intraspinalen Alkoholinjektionen* behandelt. Inoperable Lungentumoren, welche sich in der ganzen Pleurahöhle ausbreiten, rufen häufig schwerste Schmerzen hervor. Analgetica sind in diesen Fällen häufig ohne nennenswerte Wirkung.

Aufgrund der weiten Verbreitung dieser Schmerzen ist es oftmals notwendig, mehrere Injektionen von Alkohol in verschiedenen Höhen des Rückenmarks durchzuführen. Es hat sich auch gezeigt, daß die mehrfache intrathecale Applikation von Äthanol vorteilhafter ist, als die einmalige Injektion größerer Mengen.

Als wir begannen, Alkohol intraspinal zu injizieren, versuchten wir zunächst, die Nerven an ihrer Austrittsstelle aus dem Spinalkanal, d. h. paravertebral zu blockieren. Dies gab jedoch nicht den gewünschten Effekt und die Wirkungsdauer von höchstens einer Woche war zu kurz. Aus diesem Grunde sind wir schnell dazu übergegangen, die Nerven an ihrer Austrittsstelle aus dem Rückenmark zu blockieren, d. h. eine Rhizolyse der hinteren Wurzeln durchzuführen. Hierdurch erreicht man einen bedeutend längeren Effekt. In den meisten Fällen konnten die Patienten nach Hause geschickt werden. In Fällen von Restschmerzen nach intrathecalem Alkohol konnten sich die Patienten sehr gut mit einfacheren Analgetica vom Typ *Asperin* helfen. In 2 Fällen hatten wir bei diesen intraspinalen Alkoholinjektionen Komplikationen: In beiden Fällen trat nach der Injektion von Alkohol unterhalb von L_2L_3 Stuhlinkontinenz auf.

Es hat sich gezeigt, daß Patienten, bei denen wegen eines Rectumcarcinoms eine abdomino-sacrale Rectumamputation durchgeführt worden war und welche Schmerzen im Operationsgebiet haben, relativ leicht zu behandeln sind. Bei diesen Patienten braucht man wegen des Anus praeter keine Angst vor einer Stuhlinkontinenz zu haben.

Im allgemeinen kann man sagen, daß die Indikation für die intrathecale Anwendung von Alkohol bei Patienten vorliegt, welche sich im Endstadium von Carcinom befinden. Man sollte sie nur bei Patienten anwenden, bei denen die Lebenserwartung *unter 1 Jahr* liegt und welche sich für neurochirurgische Eingriffe in Form von Rhizotomie oder Chordotomie wegen ihres schlechten Zustandes nicht eignen oder diese Operationen ablehnen. Diese Eingriffe sind relativ umfassende Operationen und sollten Patienten in gutem Allgemeinzustand vorbehalten sein. Sie sollten jedoch bei Schmerzpatienten durchgeführt werden, deren Lebenserwartung *über 1 Jahr* liegt.

Kann man einen Patienten schmerzfrei machen, so daß er zu Hause leben kann in einem normalen Verhältnis zu seinen Mitmenschen, so gibt man ihm eine echte Hilfe im Gegensatz zu denen, welche in einem durch Morphium hervorgerufenen „Koma" die letzten Wochen und Monate bettlägerig und pflegebedürftig im Krankenhaus verbringen.

Es ist unsere große Hoffnung, daß Sie durch das Verständnis der Problematik in der Lage sein werden, Ihre Patienten mit schweren Schmerzen auf eine bessere Art zu behandeln.

Untersuchungen zur therapeutischen Lokalanaesthesie

Von **D. Gross**

1.

Die Frage, wie ist es möglich, daß die Injektion von wenigen Millilitern eines Lokalanaestheticums an einem bestimmten Ort chronische und ausgedehnte Schmerzsyndrome „im Augenblick" für lange Zeit oder auch für Dauer beseitigen kann – wie sie unter den Termini „réaction dans un clin d'œil" und „Sekundenphänomen" durch LERICHE und HUNEKE bekannt geworden sind – diese Frage hat uns seit langem beschäftigt.

Bei Kriegsende erlebte ich zum ersten Mal bei Patienten mit Nervenschußverletzungen, die unter kausalgiformen Schmerzsyndromen litten, daß lokale Anaesthesie im Bereich von sekundär geheilten Narben einen die

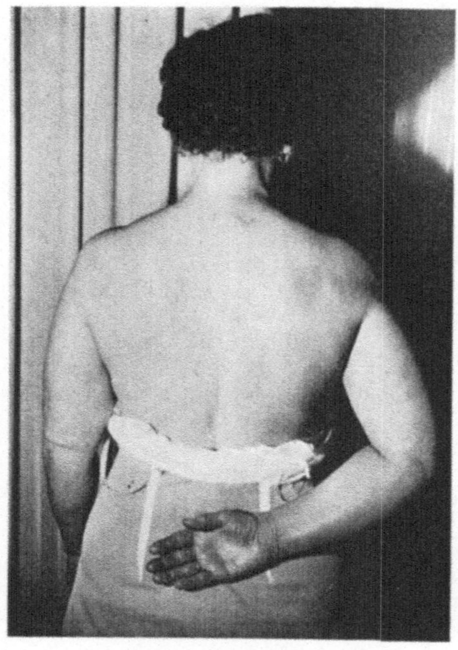

Abb. 1. M. SUDECK (Knochen und Weichteile) des rechten Armes; Narbe re. Schulter

lokale Betäubung weit überdauernden Effekt auf ausgedehnte Schmerzsyndrome ausübte. Wir hatten damals allerdings übersehen, daß der Hyperalgesie oder Hyperpathie nicht Anaesthesie, sondern gerade in den Fällen mit Dauerwirkung, *Normaesthesie* folgte. LERICHE, L. hat in seiner Schmerzchirurgie als erster derartige Beobachtungen mitgeteilt. KIBLER, M., HUNEKE, F. und W., *wir* und viele andere haben Analoges berichtet.

Dosis und Anaesthesiedauer des Lokalanaestheticums standen in diesen Fällen in keiner vernünftigen, pharmakologisch erklärbaren Relation zum

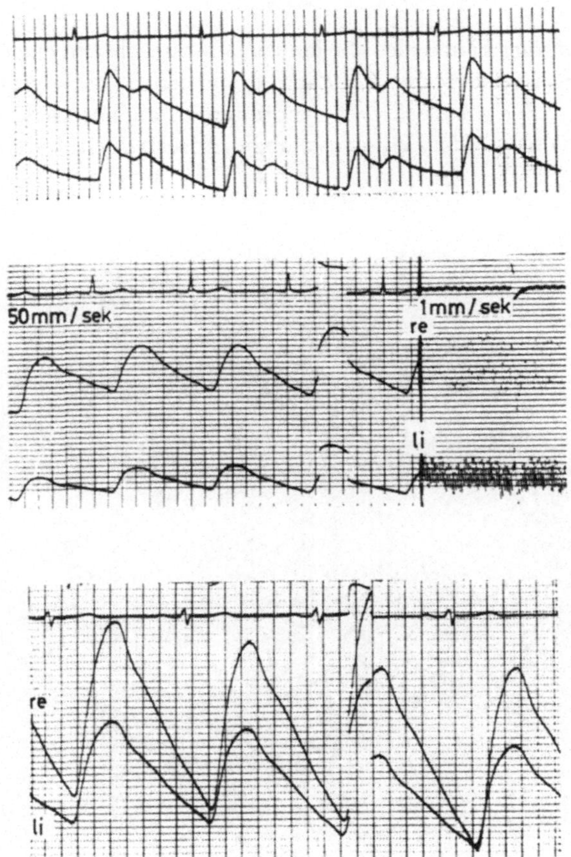

Abb. 2. 1. Normales Lichtplethysmogramm der Mittelfinger; 2a) Lichtplethysmogramm bei M. SUDECK des rechten Armes bei Zimmertemperatur. Die Amplitudenhöhen sind rechts größer als links; 2b) Lichtplathysmogramm der Mittelfinger bei M. SUDECK des rechten Armes nach 5 min Wasserbad bei 40° C. Die Amplitudenhöhen sind rechts größer als links

therapeutischen Ergebnis der Schmerzbefreiung, zur Schmerzlosigkeit. Auch topographische Beziehungen zwischen Ort der Therapie und therapeutischem Effekt scheinen zunächst nicht zu bestehen. JORES hat deswegen diese Effekte einfach als „magisch" etikettiert. Wenn ein lange bestehendes Schmerzsyndrom plötzlich nach lokaler Betäubung einer in der Regel sekundär geheilten Narbe, die zunächst in keinem kennbaren topographischen Zusammenhang zur Topik des Schmerzsyndroms selbst zu stehen scheint, verschwindet, wird die Frage: Was geschieht bei der therapeutischen Lokalanaesthesie? am deutlichsten.

Beispiel:

Eine 57jährige Frau leidet seit Januar 1956 zunächst an einer Plexusneuritis brachiocervicalis rechts. Im Laufe des gleichen Jahres entwickelt sich am rechten Arm ein Sudecksches Syndrom mit Function laesa, glossy skin, Schmerz, das trotz Gips, Glissonschlinge, Anaesthesien des gleichseitigen

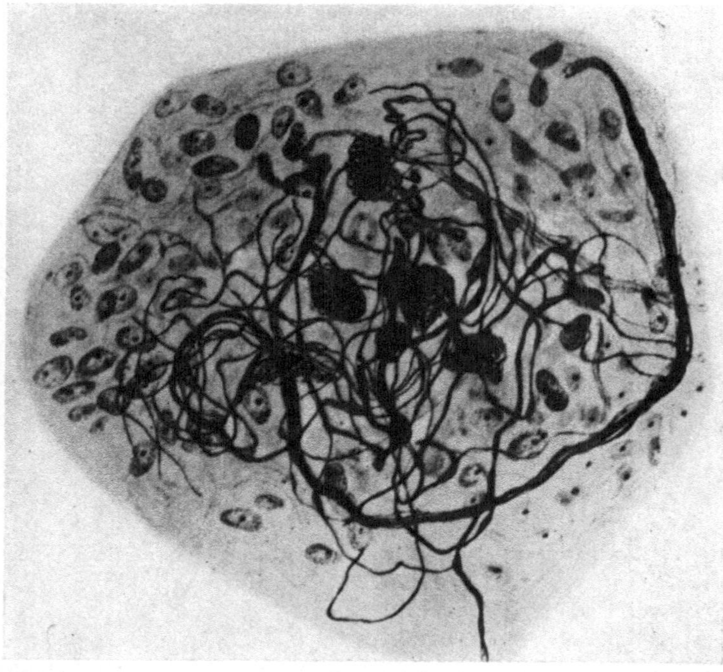

Abb. 3. Hypertrophie, Hyperplasie, körniger Zerfall zusammen mit Schlingenbildung. Knäueln netzartige Aufsplitterung nervöser Endorganellen, die körbchenförmig um epitheloide Zellen liegen, kennzeichnen die Regeneration des cerebrospinalen Nervensystems in der Narbe (E. VAN DER ZYPEN)

Ganglion stellare, auch bei stationärer Behandlung in mehreren angesehenen Kliniken, therapiresistent bleibt (Abb. 1). Im Lichtplethysmogramm der Finger werden wiederholt deutliche Differenzen der Volumenpulse *zugunsten* rechts registriert (Abb. 2). Nach Erschöpfung aller therapeutischen Maßnahmen wird eine bis dahin unauffällige, längst vergessene Narbe nach Incision eines im Jahre 1953 entzündeten Comedonen an der rechten Schulter anaesthesiert. Der Schmerz im rechten Arm verschwindet sofort, zunächst vorübergehend, schließlich bleibend. Gleichzeitig gehen Glanzhaut und Knochenatrophie langsam zurück. Die Hand wird wieder gebrauchsfähig. Die Narbe wird excidiert und neurohistologisch untersucht. Herr VAN DER ZYPEN fand dort Veränderungen des cerebrospinalen und des autonomen Nervensystems: Vacuolisation, Granulation, Neubildung, Kontinuitätstrennung. Nach 2 Jahren, im März 1958 findet man bis auf eine geringe Einschränkung der Beweglichkeit und eine geringfügige Knochenatrophie, normale Verhältnisse.

Die vasomotorischen Effekte der therapeutischen Lokalanaestesie haben wir (8 m) oszillographisch bei einer Reihe von Fällen beobachtet. Davon *ein Beispiel*:

Ein Unterschenkelamputierter leidet an einem schmerzhaften Phantomglied. Die Oszillographie an den Oberschenkeln zeigt deutliche Unterschiede *zuungunsten* der amputierten Seite. Nach lokaler Anaesthesie der Narben des Amputationsstumpfes kommt es sofort zum Sistieren des Phantomschmerzes im Bein für 24 Std. Nach 45 min werden die Amplituden des Oszillogrammes rechts und links seitengleich, indem diese auf der amputierten Seite zu-, auf der gesunden Seite abnehmen.

Aus diesen und vielen gleichartigen Beobachtungen zogen wir den Schluß:

Eine körpereigene funktionelle Norm, z. B. der Sensibilität, der Vasomotorik, der Trophik, usw. kann von der Peripherie des Nervensystems her vorübergehend oder anhaltend gestört werden. Ergebnis dieser peripherischen Störungen können sein:

Dysaesthesie, Dyskinesie, Dyskrasie (d. h. die Störung des inneren Milieus) und schließlich bei Anhalten der Irritation, die Dystrophie (z. B. M. SUDECK).

Gelingt es – z. B. mit lokaler Anaesthesie den Ursprung der Irritation im Nervensystem (das peripherische Irritationszentrum) zu inaktivieren, so erhält der Organismus die Möglichkeit, die Norm seiner von hier aus gestörten Funktionen (z. B. der Sensibilität, der Vasomotorik und anderer mehr) wieder herzustellen. Das kann u. U. „augenblicklich" (LERICHE) oder „in der Sekunde" (HUNEKE) geschehen.

Dieses Prinzip liegt jenen Effekten der therapeutischen Lokalanaesthesie zugrunde, bei denen Dosis, Wirkung und Topographie von Injektion und Störung anscheinend nicht korreliert werden können.

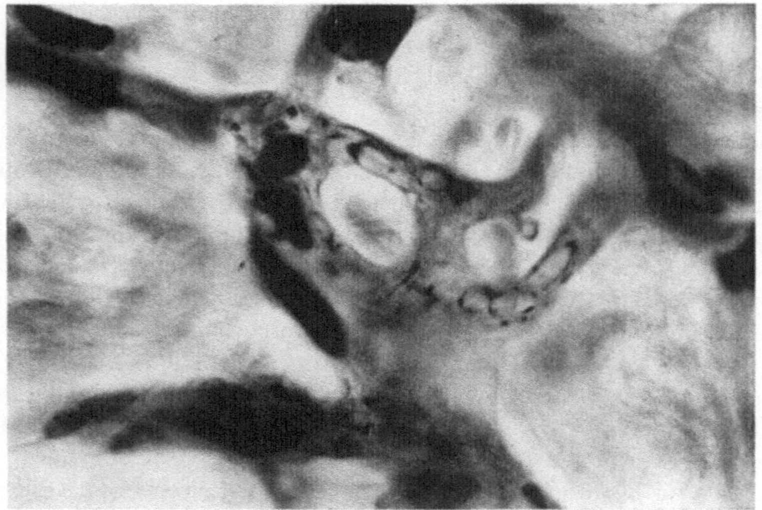

Abb. 4a

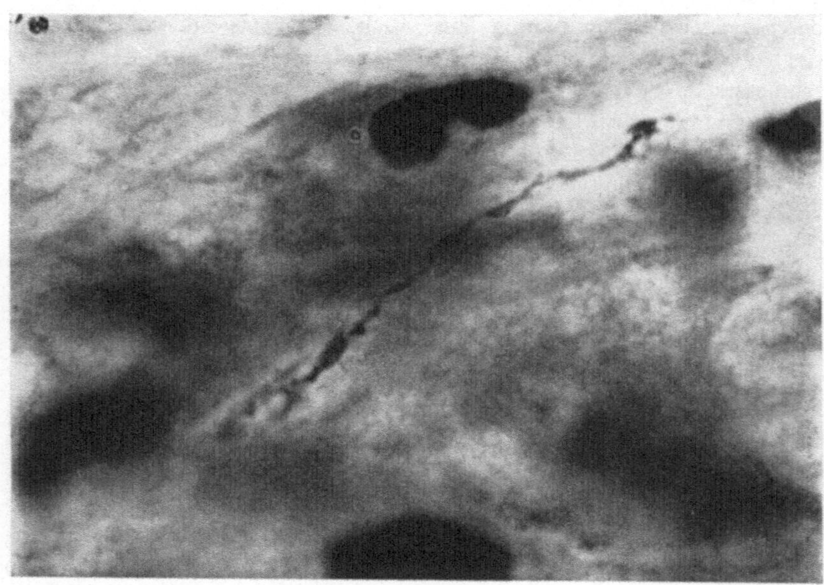

Abb. 4b

Abb. 4. Veränderungen im vegetativen Nervensystem in einer Narbe (a) und einer chronisch entzündenden Vene (b), Vakuolisation, Granulation, Kontinuitätstrennung als Zeichen der Degeneration (E. van der Zypen)

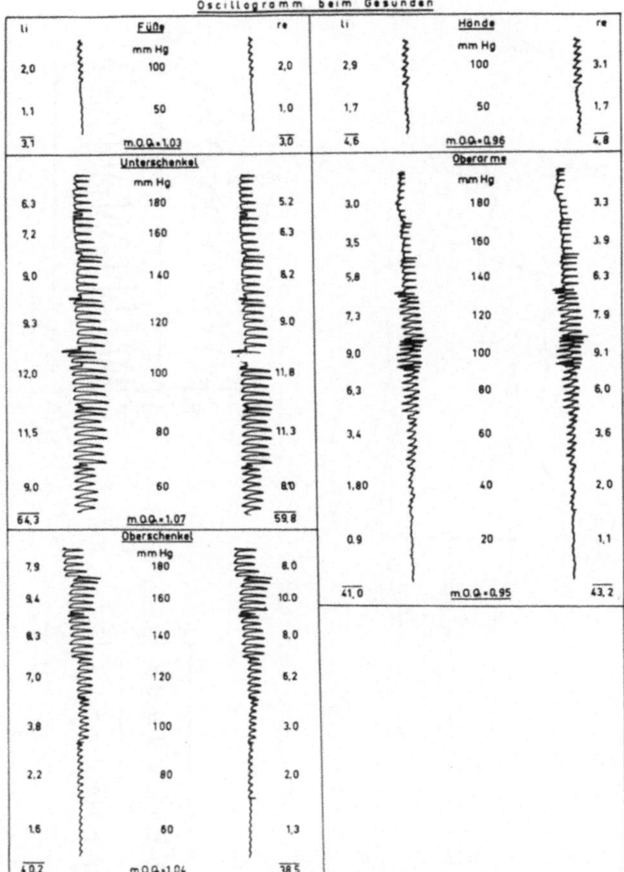

Abb. 5a

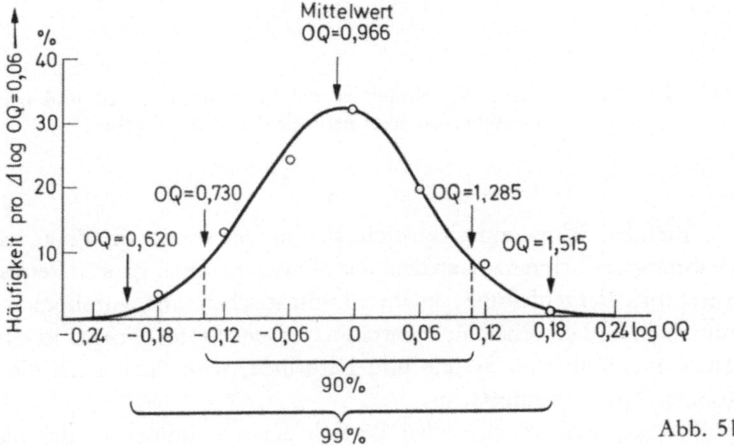

Abb. 5b

Abb. 5a u. b. Normales Oszillogramm (a) und mittlerer oszillometrischer Quotient (m. OQ) (b) beim Gesunden

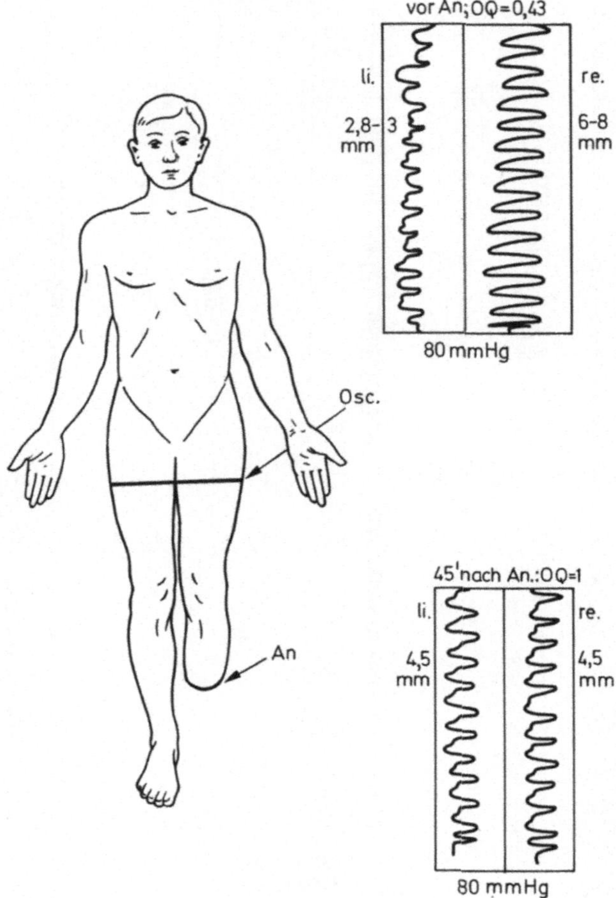

Abb. 5c. Oscillogramm bei schmerzhaftem Phantomglied vor und nach therapeutischer Lokalanaesthesie der Stumpfnarbe

2.

Auch bei Schmerzkranken stellt sich immer wieder die Frage nach dem
Ursprung des Schmerzes, an dem der Mensch in seiner ganzen Person leidet.
Receptor, Nervenleitung, in ihrem somatischen und autonomen Anteil,
außerhalb und innerhalb des zentralen Nervensystems; Formatio reticularis,
Thalamus, limbsches System und Hirnrinde, schließlich auch die Psyche
können daran beteiligt sein.

Bei Schmerz im visceralen Bereich entsteht immer wieder die Frage
nach der Segmentzugehörigkeit, ebenso bei den vertebragenen Schmerzen,
oder denen, die von vasomotorischen Phänomenen begleitet sind.

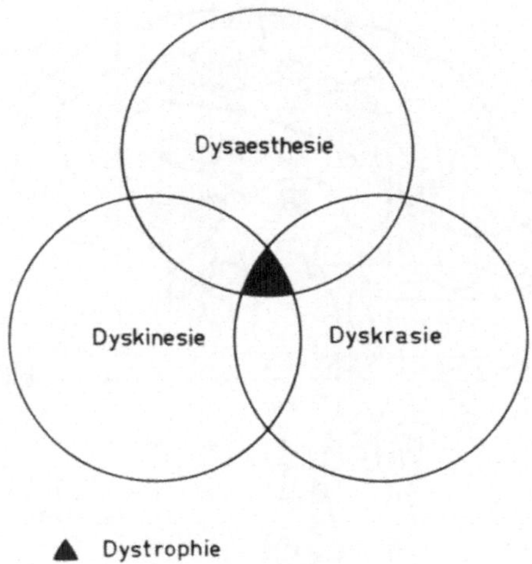

Abb. 6. Peripherisches vegetatives Reizsyndrom (D. Gross)

Um die Analyse aller dieser Störungen zu erleichtern, haben wir in das ursprünglich von Meyer/Gottlieb stammende Schema der vegetativen Innervation, das zuletzt von Schneider ergänzt und bearbeitet wurde, um Cortex, limbsches System, Thalamus, Formation reticularis, peripherische Gefäßreflexe (Lasorthes), um ein Symbol der Wirbelsäule und eines spinalen Reflexbogens in Verbindung mit den Funktionsstufen des vegetativen Systems (W. R. Hess, M. Monnier) ergänzend bereichert. So ist ein Schema von Ursprung und Verlauf der vegetativen Innervation entstanden, das über den Hirnstamm hinaus reicht. Es ist bei Analyse und Therapie, besonders des chronischen Schmerzes, eine nützliche Hilfe und hat sich z. B. an der „Pain Clinic" in Seattle, auch im Unterricht bewährt.

3.

In der Praxis der Therapeutischen Lokalanaesthesie hat sich ein Instrument aus der Zahnmedizin, das Zylinder-Ampullen-Besteck, bewährt. Das beste derartige Besteck ist das von der Firma Hoechst vertriebene Uniject, das in der Handhabung sicher und einfach ist und auch Aspiration erlaubt. Mit diesem Handwerkszeug ist es möglich, Nadeln bis Gauge 30 in der Länge von 1 und $1^1/_2$ inch der Firma Mizzy Clifton Forge Va.-USA oder der Firma Kirchner u. Wilhelm, Stuttgart zu verwenden, die auch 8 cm lange Nadeln, mit denen die Anaesthesien am somatischen und autonomen System im Bereich dieser Reichweite durchführbar sind, liefert. In Zylinderampullen steht 1 % Scandicain zur Verfügung.

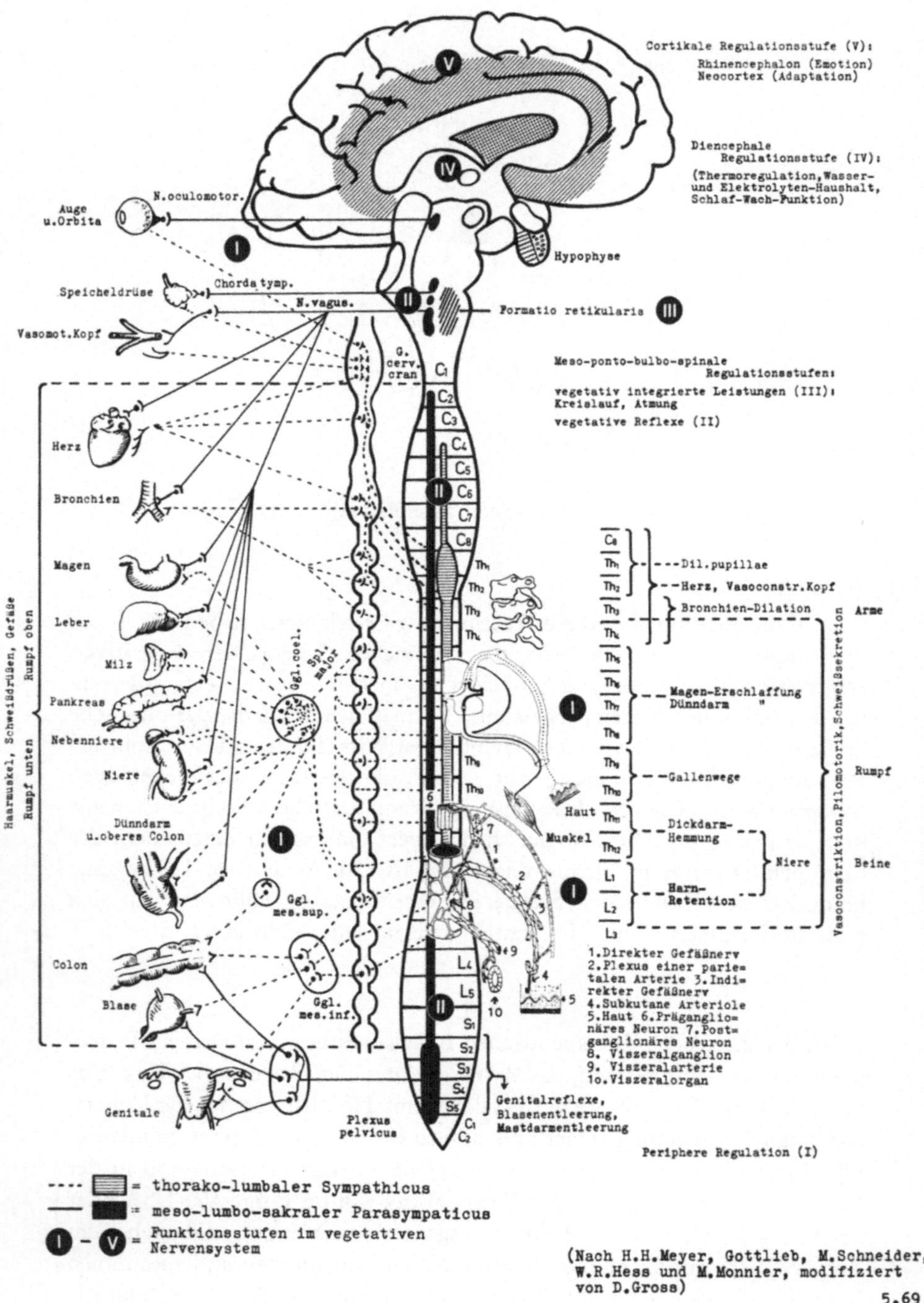

Abb. 7. Ursprung und Verlauf der vegetativen Innervation (nach H. H. MEYER, GOTTLIEB, M. SCHNEIDER, W. R. HESS, M. MONNIER, modifiziert von D. GROSS

Die Verwendung feiner Nadeln hat sich besonders in der täglichen Praxis bewährt, wo das therapeutische Trauma und der damit verbundene Schmerz so klein als möglich gehalten werden sollte. (Näheres in GROSS, D.: Therapeutische Lokalanaesthesie. Stuttgart: Hippokrates Verlag, 1972.)

Literatur

1. CORNELIUS, A.: Nervenpunkte. Berlin: Haug Verlag 1908.
2. FLECKENSTEIN, A.: Die periphere Schmerzauslösung und Schmerzausschaltung. Frankfurt a.M.: Steinkopff 1950.
3. FOERSTER, O.: Die Leitungsbahnen des Schmerzgefühls. 1920.
4. — Neurologia **121**, 139 (1925).
5. FONTAINE, R.: Irradiation im vegetativen Nervensystem. Therapie über das Nervensystem Bd. V, S. 34–57 (1965). Hippokrates (Stuttg.).
6. FULTON, F.: Physiologie des Nervensystems. Stuttgart: Enke-Verlag 1952.
7. GESENIUS, H.: Oscillographie und Arteriographie. Dtsch. med. Wschr. **1**, (1949).
8. GROSS, D.: a) Die vasale (arterielle) Ordnung der Körperoberfläche und was sie bedeutet. Acta neuroveg. (Wien) III, H. 1–2, 171 (1951); b) Die Gefäßreaktion auf Reiz. Acta neuroveg. (Wien) XI, H. 1–4, 315 (1955); c) Therapie über das Nervensystem. Ärztl. Forsch. XIII, H. 10, I, 479 (1959); d) Der neurale Faktor im Herdgeschehen. Dtsch. med. Wschr. **79**, 1853 (1954); e) Bemerkungen zum Thema: Nervenreiz-Dystrophie. Acta neuroveg. (Wien) XXI, H. 1–3, 79 (1960); f) Diskussionsbemerkung zu H. Heyck: Über die nervale Tonusreaktion der Hirngefäße. Acta neuroveg. (Wien) 1–2, 222 (1961); g) Therapie über das Nervensystem, Bd. I., 2. Aufl. S. 9. Stuttgart: Hippokrates 1964; h) Heilanästhesie und Schmerz. Ärztl. Fortbild. **9**, 489 (1965). i) (Herausgeber), Therapie über das Nervensystem, Bd. V, Therapie mit Lokalanästhetica. Stuttgart: Hippokrates 1966; k) GROSS, D., NONNENBRUCH, W.: Die vasale Ordnung im VNS als Grundlage für die Neuraltherapie. Med. Klin. **47**, Nr. 16, 517, 538 (1952); l) GROSS, D., SCHULZ-FINCKE, D.: Die Reaktion der peripheren Strombahn auf Reiz. Verh. dtsch. Ges. inn. Med. **59**, 236 (1953); m) GROSS, D., RIEDEL, M.: Oszillographische Untersuchungen bei Narbenanästhesien. Dtsch. Arch. klin. Med. **200**, 497 (1953); n) GROSS, D., RIEDEL, M., SCHULZ-FINCKE, D.: Zur Objektivierung der „Heilanästhesie". In Therapie der Herderkrankungen, Nauheimer Tagung 1953. München: Carl Hanser 1954; o) Therapeutische Lokalanästhesie. Stuttgart: Hippokrates Verlag 1972.
9. HESS, W. R.: Die Organisation des vegetativen Nervensystems. Basel: Karger 1948.
10. HEYCK, H.: Über die nervale Tonusregulation der Hirngefäße. Acta neuroveg. (Wien) XXIII, H. 1–2, 213 (1961).
11. HIRSCH, E.: Tagungsbericht der Int. Ges. f. Neuraltherapie nach HUNEKE, 1961, S. 159.
12. HUNEKE, F.: Das Sekundenphänomen. Berlin: Haug Verlag 1961.
13. — Krankheit und Heilung anders gesehen. 7. Aufl., Köln: Stauffen-Verlag 1950.
14. — W. Impletoltherapie und andere neuraltherapeutische Verfahren. Stuttgart: Hippokrates-Verlag 1952.
15. KIBLER, M.: Das Störungsfeld bei Gelenkerkrankungen und inneren Erkrankungen. Stuttgart: Hippokrates-Verlag 1958.

16. Laux: Über Quadrantensyndrome. Suppl. 104, Bibliotheca Psychiatrica et Neurologica, Basel: Karger 1958.
17. Leriche, R.: Chirurgie des Schmerzes. Deutsche Übersetzung der 3. Aufl. Leipzig: Joh. Ambrosius Barth Verlag 1958.
18. Lewis, Th.: Die Blutgefäße der menschlichen Haut. Berlin: Karger 1928.
19. Lorente de no, A. J. P.: 111, 283 (35); JN. I, 187 (38).
20. Meiners, S.: Pflügers Arch. ges. Physiol. 254, 1952.
21. Reilly, J., Darnis, F.: Die Rolle der Irritation des vegetativen Nervensystems in der allgemeinen Pathologie. Hippokrates (Stuttg.) 7, 249 (1965).
22. Schaefer, H., Schmitz, A.. Zur Physiologie des Nervenschwirrens und der Kitzelempfindung. Sinnesphysiologie 64, 101 (1933).
23. Schleich, C. L.: Schmerzlose Operationen. Berlin: Springer 1894.
24. Siegen, H.: Tagungsbericht, siehe Hirsch (1961).
25. Spiess: Münch. med. Wschr. 8, 1906.
26. — Arch. Laryng. (Rhin. Berl.) 21, 1 (1908).
27. Tittel, S.: Z. ges. exp. Med. 113, 698 (1944).
28. Weddell, G.: The pattern of cutaneus innervation in relation to cutaneus sensibility. J. Anat. (Lond.) 75, 346 (1941).
29. Zipf, H. F.: Die Endoanästhesie, ein pharmakologischer Weg zur Ausschaltung innerer sensibler Receptoren. Dtsch. med. Wschr. 78, 1587 (1953).
30. Zipf, H. F., Miestereck, H.: Intravenöse und lokale Beeinflussung der afferenten Herznervenimpulse durch Lokalanesthetica. Naunyn-Schmiedeberg's Arch. exp. Path. Pharmak. 217, 456 (1953).
31. Zipf, H. F.: Zur Ausschaltung der Herzsensibilität durch Lokalanaesthetica in der Herzchirurgie. Klin. Wschr. 31, 97 (1953).
32. Zypen, E., van der: Acta neuroveg. (Wien) XXI, 41 (1960).

Die Organisation einer Abteilung für regionale Schmerz-
therapie.
Personelle und technische Ausrüstung

Von **H. A. Baar, J. Ahlgren** und **O. Lundskog**

Der Name „Schmerzklinik" – als direkte Übersetzung des amerikanischen Wortes „Pain Clinic" – bezeichnet eine Einrichtung des Instituts für Anaesthesiologie der Universitätskliniken Mainz, welche die Aufgabe hat, Patienten mit Schmerzen eine optimale Diagnostik und Therapie zukommen zu lassen.

Um Ihnen eine praktische Hilfe in die Hände zu geben, soll an dieser Stelle nur die technische und personelle Ausstattung einer Abteilung für Nervenblockade-Therapie (Nerve Block Clinic) dargestellt werden.

Die regionale Schmerztherapie ist selbstverständlich nur ein Teil der Schmerzklinik-Arbeit.

Das Fach Anaesthesiologie ist für diese Aufgabe prädestiniert, da es die Erforschung und Ausschaltung des Schmerzes als Grundlage seiner Existenz hat. *Der Anaesthesist* kann durch seine Kenntnisse die bisherige Schmerzdiagnostik erweitern und durch die gezielte Applikation von Neurolytica eine echte Alternative zu den chirurgischen Möglichkeiten anbieten.

Bei Patienten, deren Allgemeinbefinden und deren Leistungsfähigkeit nicht durch Analgetica und Sedativa eingeschränkt werden soll und die sich nicht operieren lassen wollen oder nicht operiert werden können, bedeuten die Langzeitblockaden mit Neurolytica eine echte Bereicherung.

Weitere Aufgaben, die sich die Abteilung für regionale Schmerztherapie gestellt hat, sind:

Die postoperative Schmerzausschaltung, speziell bei kreislauf- und bei pulmonalgefährdeten Patienten,

die Behandlung von akuten Gefäßverschlüssen mit dem Zweck der Schmerzausschaltung bei gleichzeitiger maximaler Weitstellung der betroffenen Gefäße und ihrer Kollateralen,

die postoperative Weitstellung von Gefäßen nach gefäßchirurgischen Eingriffen,

die posttraumatische Schmerzausschaltung bei kreislaufgefährdeten Patienten und

die Ausschaltung Analgetica-resistenter Schmerzen, z. B. bei Carcinom-Patienten.

Durch diese Aufgaben und die Anzahl der Fälle ebenso wie durch die Zeiten, zu denen die Patienten behandelt werden sollen oder müssen, werden personelle und technische Ausrüstung in Art und Umfang bestimmt und ist die Organisation vorgezeichnet.

I. Die personelle Besetzung

Als Minimum für die personelle Besetzung einer Abteilung für regionale Schmerztherapie sind 1 *Arzt* und 1 *Hilfsperson* erforderlich.

Der Arzt muß mit den Techniken der Lokalanaesthesie vertraut sein. Die Kenntnis der Behandlung von Komplikationen einschließlich der Wiederbelebung mit künstlicher Beatmung sind unerläßlich. Für seine Tätigkeit in der Schmerzklinik muß der Arzt freigestellt werden. Er braucht nicht nur Zeit und Ruhe für Untersuchung und Behandlung, sondern er muß auch während der Beobachtungszeit des Patienten nach der Behandlung zur Verfügung stehen bzw. zu jeder Zeit erreichbar sein. Für die Nacht- und Sonntagsdienste kann der diensthabende Kollege die Aufgaben übernehmen. Für die Urlaubszeit sollte ein Vertreter zur Verfügung stehen.

Als *Hilfsperson* ist der *Krankenschwester*, möglichst einer ausgebildeten *Anaesthesieschwester*, der Vorzug zu geben. *Sie* muß jedenfalls mit der Tätigkeit des Arztes und allen dazugehörigen Handreichungen vertraut sein. Auch für den Fall von Komplikationen soll sie Sachkenntnis und Umsicht besitzen.

Während der unbedingt notwendigen Beobachtungszeit nach einer Blockade – speziell bei ambulanten Patienten – fällt *ihr* die Aufgabe der *Betreuung*, *Überwachung* und ggf. die Durchführung von *Sofortmaßnahmen* zu. Sind die Sprechstunden der Abteilung auf bestimmte Tage in der Woche oder bestimmte Stunden begrenzt, so kann die Schwester die Herrichtung der Behandlungsräume und der Hilfsgeräte übernehmen. Ob ihr außerdem noch weitere Aufgaben, wie z. B. das Schreiben von Arztbriefen, das Führen einer Kartei und Ähnliches übertragen werden kann, ist im Einzelfall zu entscheiden. Möglicherweise muß eine Schreibkraft mit diesen Aufgaben betraut werden.

Die Beschäftigung einer *Arzthelferin* ausschließlich für die Belange dieser Abteilung hat den Vorteil, daß sowohl medizinische als auch verwaltungstechnische Dinge von einer Person erledigt werden.

II. Die technische Ausrüstung

Die technische Ausrüstung einer solchen Abteilung hängt ebenfalls von den zu übernehmenden Aufgaben ab. Einige Mindestanforderungen müssen jedoch erfüllt werden:

1. Die Möglichkeit zu *sterilem Arbeiten* muß gegeben sein. Dies setzt das Vorhandensein von Sterilisations-Apparaten voraus oder macht die Verwendung von *sterilem Einmalmatrial* notwendig.

2. Alle medikamentösen und technischen Voraussetzungen zu einer effektiven *Behandlung von Komplikationen* einschließlich der Wiederbelebung müssen gegeben sein.

Speziell bei Spinal-, Peridural- und Grenzstrangblockaden kann es durch Weitstellung peripherer Gefäße und den dadurch bedingten relativen Volumenmangel zu Blutdruckabfällen kommen. Für die Anwendung dieser Techniken ist die Möglichkeit zur intravenösen Behandlung mit Volumensubstitution oder Vasokonstriktoren Voraussetzung. Alle hierfür notwendigen Medikamente und Infusionslösungen müssen bereitstehen. Aber auch bei allen anderen örtlichen Betäubungen muß ein sicherer intravenöser Zugang, z. B. in Form von Plastikkathetern, prophylaktisch geschaffen werden.

Wenn auch bei den modernen Lokalanaesthetica schwere allergische Reaktionen sehr selten geworden sind, kann es jedoch aufgrund dieser, ebenso wie bei versehentlicher intravenöser Injektion von Lokalanaesthetica zu Erbrechen, zentralen Krämpfen, Kreislauf- und Atemstillstand kommen, was u. U. Absaugung, Intubation, künstliche Beatmung mit Sauerstoffzufuhr und Herzmassage notwendig macht.

Jeder Narkoseapparat mit der Möglichkeit der O_2-Zufuhr mit Atembeutel und Absaugvorrichtung bietet sich für diese Zwecke an. Aber auch der Rubenbeutel, mit Anschlußmöglichkeit an eine Sauerstoff-Flasche, reicht zur Beatmung in Notfällen aus. An eine separate Absaugmöglichkeit in Form einer elektrischen oder mechanischen Saugung muß dann aber gedacht werden.

Das *ständig gerichtete Intubationsset* mit funktionierendem Laryngoskop, Oro-trachealtuben verschiedener Größe mit Cuff, Gleitmittel, Spritze zum Aufblasen des Cuffs, Magillzange und anderem erlaubt in kritischen Situationen eine endotracheale Intubation und Absaugung sowie eine effektive Beatmung. Zur Diagnose und Behandlung von Herzstillständen ist eine EKG-Defibrillator-Schrittmacher-Einheit erforderlich.

Für die Zeit nach dem Anlegen einer Blockade ist eine Überwachung des Patienten erforderlich. Hierfür sollte ein *Nachsorge-Raum* mit mehreren *Liegen* zur Verfügung stehen. *Blutdruckapparat* und *Sthetoskop* zur einfachen Kreislaufkontrolle sollte für jede Liege vorhanden sein.

Für die Behandlung selbst werden Lokalanaesthetica verschiedener Art und mit verschiedenen Zusätzen, Spritzen, Kanülen, Handschuhe usw. benötigt. In einem Schrank sind alle diese Hilfsmittel übersichtlich geordnet und frei zugänglich. Zusätzlich sind für die typischen Techniken, wie Spinalanaesthesie, Periduralanaesthesie, Regionalanaesthesie und lumbale Grenzstrangblockaden *einzelne Sets fertiggepackt*. Diese Sets erlauben u. a.

eine rationelle Arbeit in der Schmerzklinik und enthalten gleichzeitig die notwendige Ausrüstung für eine evtl. Behandlung auf der Station.

Eine *komplette Behandlungseinheit* kann in einem Wagen untergebracht werden. Dies läßt eine Behandlung an jedem Ort der Klinik zu. Er eignet sich ebenfalls vorzüglich für die Unterbringung aller Hilfsmittel, falls die Räumlichkeiten nacheinander verschiedene Funktionen haben. In diesem Wagen läßt sich übrigens die *gesamte Minimalausstattung* einer Schmerzbehandlungseinheit unterbringen.

Die Verwendung des OP-Tisches ermöglicht durch seine Verstellbarkeit unter Zuhilfenahme von Lagerungskissen und -ballons jede für die Durchführung von Blockaden notwendige Lagerung der Patienten.

Die *Lagerungskissen* und *-ballons* helfen aber auch *bei Behandlungen im Bett* die Nachteile dieses gegenüber einem OP-Tisch auszugleichen.

Alle Blockadesets bestehen aus einem ca. 5 cm tiefen Kasten aus nichtrostendem Stahl. *Alle* Sets enthalten als Grundausstattung Tupfer und Klemme zur Hautdesinfektion, sterile Abdecktücher, Kompressen und kleinere Kanülen zum Setzen von Hautquaddeln und zur Infiltration des subcutanen Gewebes. Der weitere Inhalt der Blockadesets richtet sich nach ihrem jeweiligen Verwendungszweck.

So enthält das *Set für die Regionalanaesthesie* Kanülen verschiedener Länge und Dicke und Spritzen verschiedener Größe. Es kann durch Einmalmaterial jederzeit beliebig ergänzt werden.

Das Set für die *Periduralanaesthesie* enthält Spinalkanülen mit Mandrin, Touhi-Kanüle, Periduralkatheter für Langzeitblockaden, Fingerringspritze und Kanülen zur Hautquaddel und zur subcutanen Infiltration.

Im Set für die *Spinalanaesthesie* finden sich neben Spinalkanülen mit Mandrin, Spritzen und Kanülen verschiedener Größe. Es ist ebenfalls ein Glasröhrchen zur evtl. Liquorentnahme vorhanden.

Alle erforderlichen Hilfsmittel werden als *Einmalmaterial* heute im Fachhandel von verschiedenen Firmen angeboten.

Weitere Hilfsmittel, die zur Objektivierung der Wirkung von Nervenblockaden dienen, sind:

a) Scharfe Kanülen zur Prüfung der Schmerzsensibilität,
b) weiche Haarpinsel zur Prüfung der Berührungsempfindung,
c) Stimmgabeln zur Prüfung der Vibrationsempfindung und sog.
d) Thermophore zur Prüfung der Temperatursensibilität.

Ein brauchbares und dabei nicht sehr teures Gerät zur Objektivierung der Wirkung von sympathischen Blockaden stellt das sog. *Sekundenthermometer* zur Messung der Hauttemperatur dar. Durch Messung der Hauttemperatur, z. B. vor und nach einer Blockade des lumbalen Grenzstranges, lassen sich Veränderungen der Hauttemperatur nachweisen. Hierdurch kann z. B. eine funktionelle Angiopathie diagnostiziert werden oder es läßt sich z. B. eine prognostische Aussage über den zu erwartenden Erfolg einer lumbalen Sympathectomie machen.

Eine ähnliche Aussage läßt sich mit Hilfe eines *Oscillographen* machen. Hierbei werden durch die Pulswelle Druckschwankungen auf Manschetten und von dort mechanisch auf Schreiber übertragen. Aus der Höhe und Form der aufgezeichneten Wellen lassen sich ebenfalls die diagnostischen und prognostischen Aussagen ableiten.

Vor der Applikation von Neurolytica bei Langzeitblockaden des Sympathicus, aber auch in anderen Fällen ist eine Kontrolle der Kanülenlage erforderlich. Für diesen Zweck sollte ein Röntgengerät, z. B. in Form eines Bildwandlers, zur Verfügung stehen.

Scheint dies alles auch eine Fülle von technischen Hilfsmitteln zu sein, so ist zu bedenken, daß sich außer dem Operationstisch und dem Röntgengerät alles hier eben Erwähnte für eine Schmerzbehandlungseinheit Erforderliche in einem einzigen Wagen unterbringen läßt.

III. Die Organisation

Nach den Ausführungen über die personelle Besetzung und technische Ausrüstung einer Abteilung für regionale Schmerztherapie, soll anhand von 2 Modellen erklärt werden, wie eine solche Abteilung funktionieren kann und wie sich die Zusammenarbeit mit anderen Disziplinen gestaltet. Es handelt sich hierbei um das Modell der Universitätsklinik Malmö, dessen Schmerzbehandlungsabteilung seit nunmehr 10 Jahren existiert und das sich, bedingt durch ein spezielles Krankenversorgungssystem, entwickelt hat.

Als zweites Modell möchten wir Ihnen die Funktion der Mainzer Schmerzklinik demonstrieren, die sich noch im Aufbau befindet.

A. Modell Malmö

Das entscheidende Faktum an der Malmöer Abteilung für regionale Schmerztherapie ist das folgende: Es kommen praktisch nur Patienten mit einer fertigen Diagnose zur Behandlung.

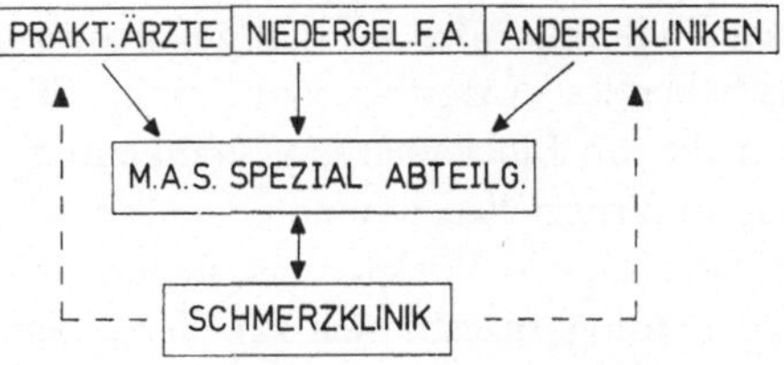

Abb. 1. Schematische Darstellung der Einordnung der „Pain Clinic" Malmö in das Klinikum (M.A.S. = Malmö Allmänna Sjukhus = Allgemeines Krankenhaus Malmö)

Nachdem entweder praktische Ärzte, niedergelassene Fachärzte oder andere Kliniken ihre Patienten mit dem Symptom Schmerz an eine der Spezialabteilungen des Klinikums in Malmö überwiesen haben, wird hier die Untersuchung durchgeführt und die Diagnose gestellt. Wird eine Behandlung durch den Anaesthesisten gewünscht, so wird der Patient an diesen überwiesen.

Es ist bei diesem Verfahren Voraussetzung, daß

1. die Vertreter der anderen Spezialdisziplinen eine klare Vorstellung von den Indikationen und Möglichkeiten der regionalen Schmerztherapie haben und daß

2. die Kollegen bereit sind, „ihren" Patienten nach erfolgter Diagnosestellung an einen weiteren Spezialisten abzugeben.

Es ist in Malmö die Regel, daß der Patient nicht nur mit seiner fertigen Diagnose zur Blockadetherapie kommt, sondern daß auf demselben Anforderungsformular bereits um ganz definierte Behandlung gebeten wird. So wird z. B. der Orthopäde bei Kausalgien im Arm um eine Serie Stellatumblockaden bitten, oder der Gefäßchirurg möchte bei einem nicht operablen Patienten nach einer Testblockade eine Dauerausschaltung des lumbalen Grenzstranges durchgeführt haben.

Nachdem möglicherweise eine Testblockade nicht den gewünschten Erfolg brachte oder aber die Schmerzbehandlung abgeschlossen ist, wird der Patient automatisch an die Stelle zurücküberwiesen, von der er gekommen ist. So bleiben allen überweisenden Ärzten und Abteilungen die Patienten erhalten.

Zum funktionellen Ablauf der Schmerzbehandlung in Malmö ist folgendes zu sagen:

Durch die verbreitete Kenntnis der Lokalanaesthesie bei annähernd allen Anaesthesisten wird zur Durchführung der Blockaden irgendein gerade zur Verfügung stehender Anaesthesist herangezogen, nachdem eine Schwester der Anaesthesie die Anmeldung des Patienten entgegengenommen und einen Zeitpunkt hierfür bestimmt hat. Im Durchschnitt werden in Malmö neben der täglichen Narkose-Routine 5–8 ambulante Schmerz-Patienten behandelt. Außerdem werden stationäre Patienten von anderen Abteilungen zur Behandlung abgerufen. Die akut anfallenden Schmerzblockaden, z. B. in der chirurgischen Poliklinik oder auf den gefäßchirurgischen Stationen, werden vom diensthabenden Anaesthesisten durchgeführt.

Sofern es sich nicht um Blockaden am Krankenbett handelt, wird die Schmerzbehandlung in 2 speziellen Räumen der Anaesthesie durchgeführt. Die technischen Hilfsmittel, wie Blockadesets, stehen aus der täglichen Routine der Lokal- und Leitungsanaesthesien zur Verfügung. Da sich die Behandlungsräume in unmittelbarer Nähe zu den anaesthesiologischen Vorbereitungsräumen und den chirurgischen Operationssälen befinden, ist alles technische Hilfsgerät zur Behandlung von Komplikationen und zur

Wiederbelebung jederzeit sofort erreichbar. An Sonnabendvormittagen, wenn die operative Routine ruht, werden die Blockaden durchgeführt, die längere Zeit in Anspruch nehmen.

Auf der von den Anaesthesisten geleiteten postoperativen Abteilung und der ebenfalls von Ihnen geleiteten Intensivpflegeabteilung stehen zu jeder Zeit Möglichkeiten der stationären Aufnahme von Patienten nach Blockaden oder Blockade-Komplikationen zur Verfügung. Hierbei bleibt der Patient unter sachkundiger Aufsicht von speziell ausgebildeten Anaesthesie- und Intensivpflegeschwestern bis zu seiner Entlassung.

B. Modell Mainz

Eine zweite Möglichkeit der Organisation zeigt das sich im Aufbau befindliche Modell des Instituts für Anaesthesiologie der Universitätskliniken Mainz.

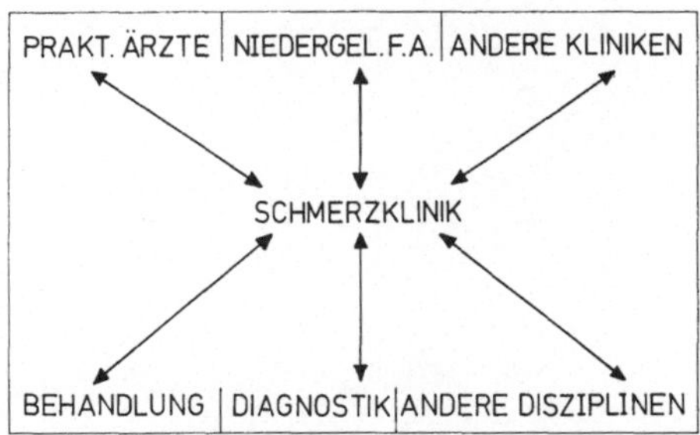

Abb. 2. Schematische Darstellung der augenblicklichen Stellung der „Schmerzklinik" Mainz innerhalb der Krankenversorgung

Aus der Darstellung ist ersichtlich, daß hier im Gegensatz zum schwedischen System die Patienten von praktischen Ärzten, niedergelassenen Fachärzten und anderen Kliniken *direkt an die* Schmerzklinik überwiesen werden. Hier kommen die Patienten häufig ohne Diagnose an und müssen entweder zu weiterer Diagnostik oder sogar auch weiterer Behandlung an andere Fächer überwiesen werden.

Bei dem größeren Teil der Patienten wird die vollständige Schmerzdiagnostik bei uns selbst durchgeführt und eine Behandlung angeschlossen. Ein anderer Teil von Patienten gelangt nach Diagnosestellung aus den anderen Fachdisziplinen zurück in die Schmerzklinik und wird hier behandelt.

Zum funktionellen Ablauf ist zu sagen, daß der Schmerzklinik in Mainz speziell hierfür vorgesehene Räume zur Verfügung stehen.

In besonderen Fällen steht bisher *ein* stationärer Platz für Schmerzklinikpatienten zur Verfügung. Hier werden z. B. Dauerblockaden durchgeführt oder Patienten aufgenommen, bei denen eine Serie von täglichen

Blockaden vorgesehen ist. Ebenfalls können hier Patienten nach Komplikationen aufgenommen werden.

Bedingt durch die Tatsache, daß die Patienten häufig ohne klare Diagnostik einzig mit dem Symptom Schmerz zu uns kommen, ergibt sich für den Anaesthesisten die interessante Tätigkeit der Diagnostik. Durch die anaesthesiologischen Methoden der örtlichen Betäubung und der temporären und permanenten Nervenblockaden ist dem Anaesthesisten außerdem die Möglichkeit zu effektiver Schmerzbehandlung gegeben.

Diskussion

zu den Vorträgen

Nolte (Minden): Herr Gross, gestatten Sie mir eine Frage dazu. Bei uns geht der Effekt z. B. gerade sympathischer Unterbrechungen lange über die zu erwartende Wirkungszeit hinaus. Wie oft müssen Sie reinjizieren? Finden Sie einen Zusammenhang zwischen der Zeitdauer des Bestehens der Erkrankung und der Häufigkeit Ihrer therapeutischen Anaesthesien?

Gross (Frankfurt/Main): Dieser Zusammenhang ist ganz unterschiedlich. Es gibt Patienten, bei denen wenige Injektionen wirken. Man muß jedoch erst einmal das eigentliche Reizzentrum suchen. Erwischt man es, so ist der Patient sofort von seinen Schmerzen befreit. Oft geht er jedoch die Treppe runter und „findet unten seinen Schmerz wieder". Dann war man nicht an der richtigen Stelle oder es liegt ein anderer Grund vor. Aber in den Fällen, wo wirklich solche Irrationen von Reizzentren der Peripherie vorliegen und sie den Ausgangspunkt erwischen, kommt es oft zu einem langandauernden schmerzfreien Intervall. Es gibt Patienten, die kommen 7 Jahre nicht wieder, dann kommen sie aber: Herr Doktor, jetzt geht es wieder los. Dann kam irgend eine Belastung dazu, ein psychisches Trauma, eine allgemeine Infektionskrankheit, irgendein zusätzlicher Streß und brachte das Gleichgewicht wieder auseinander, dann setzt sich so ein peripheres Reizzentrum wieder durch.

Inoue (Osaka/Mainz): Die erste Schmerzklinik in Japan wurde 1962 an der Universität Tokyo gegründet, und Mitte der sechziger Jahre hatten erst wenige Universitäten eine Schmerzklinik. Gegenwärtig verfügen etwa 50% der Universitäten über Schmerzkliniken. Alle gehören zu den Abteilungen für Anaesthesie. Die Behandlung wenden wir häufig an bei: Trigeminusneuralgien: Ganglion-Gasseri-Blockade; Breitenschlag-Verletzung: Cervicale Epiduralanaesthesie; Occipitalis-Blockade, Stellatum-Blockade; Lumbago: Epiduralanaesthesie; Tumorschmerzen: Tofranil per os. Intrathecal 5% Phenol- oder 100% Alkohol-Injektion; Facialisparese: Stellatum-Blockade; Gesichtszuckungen: Facialis-Blockade; Herpes zoster: Intercostalblockade, Epiduralanaesthesie.

Nolte (Minden): Darf ich eine etwas provokative Frage stellen? Sind Sie in Japan in der Lage, 100%igen Alkohol zu besorgen? Wir können es nicht, Alkohol ist eine azeotrope Mischung und es gibt ihn nicht höher als 96%.

Wendl (Hamburg): Neben dem sterilen Alkohol hätte ich an den Vorredner noch eine Frage. Ich habe den Einsatz der Periduralanaesthesie beim Ileus und zwar beim paralytischen Ileus vermißt. Ich bin Gynäkologe und naturgemäß interessiert mich das Cervix-Carcinom ganz besonders, wobei ich gleich darauf hinweisen möchte, daß wir immer dann, wenn die Blase infiltriert war, sehr schlechte Erfahrungen gemacht haben.

Baar (Mainz): Ich kann dazu vielleicht ganz kurz sagen: AUBERGER in Hamburg, der sich sehr damit beschäftigt hat, nimmt a priori die Harninkontinenz und auch Stuhlinkontinenz in Kauf und injiziert eine größere Menge, d. h. 3–5 ml absoluten Alkohol zwischen L5 und S1. Er berichtet über gute Erfolge. Aber es ist natürlich diskutabel, ob man von vornherein eine iatrogene Querschnittslähmung produzieren soll. In verzweifelten Fällen ist das möglicherweise nötig.

Wendl (Hamburg): Und der Ileus? Ich kann mich an die Zeiten erinnern, da war die Spinalanaesthesie und auch die peridurale Anaesthesie für einen Ileus so ungefähr die absoluteste aller Kontraindikationen und zwar mit dem Gedanken, daß in dem Augenblick, wo ein Ileus besteht und man die sympathischen Fasern ausschaltet, die vagalen Fasern, die parasympathischen Fasern das Übergewicht gewinnen und so stark überwiegen, daß sie zu einer Rupturierung des Darmes führen. Sie haben zwar eingeschränkt und nur vom postoperativen Ileus gesprochen. Natürlich gibt es die verschiedensten Ileusarten. Ich meine den paralytischen Ileus, keinen obstruktiven Ileus. Sie dürfen voraussetzen, daß wir natürlich zuerst durch Infusionstherapie die Elektrolyte in Ordnung bringen. Ich habe im Laufe der letzten Jahre bestimmt 100 Fälle gehabt. Aber ich wollte einmal provokativ den Herrn Vorsitzenden noch fragen, ob er dazu etwas zu sagen hat, weil es ja ein ganz besonderes Problem ist, welches uns alle interessiert.

Nolte (Minden): Jetzt zum Ileus. Ja, ich glaube, das, was Sie selbst eben einwarfen, ist das Wichtigste. Ich würde sagen, beim postoperativen Ileus sollte man sich erst nach genauer Bilanzierung besonders des Elektrolyt-Haushaltes, nur zu Maßnahmen, wie therapeutische Peridural-Anaesthesien entschließen. Ich glaube, daß der Versuch dann angezeigt wäre, wenn wirklich alle anderen Möglichkeiten ausgeschlossen sind. Also hier als Ultima ratio. Das ist meine persönliche Meinung.

Wendl (Hamburg): Ja, als Ultima ratio, das haben wir heute schon des öfteren gehört. Ich möchte nun überleiten von der Schmerzklinik zum

Kreißsaal. Ich gehöre keiner Schmerzklinik an, sondern einer Frauenklinik. Der Name Kreißsaal kommt aus dem althochdeutschen Kreischen und ich möchte Ihre Aufmerksamkeit auf eine besondere Form der Nervenblockade lenken, nämlich auf die Schmerzbekämpfung während der normalen Geburt. Die Gynäkologen waren daran schon immer besonders interessiert. Ich erinnere nur an den Pionier SIMPSON, der ja der erste Anaesthesist überhaupt war.

Nolte (Minden): Der erste war ein Zahnarzt!

Wendl (Minden): Verzeihen Sie, von denen können wir, was die Leitungsanaesthesie betrifft, lernen. Ich habe selbst eine längere Anaesthesievorbildung und ich habe weit über 10 000 Leitungsanaesthesien durchgeführt, insbesondere die Peridural-Anaesthesie bei der normalen Entbindung. Für die Anaesthesisten hat diese Aufgabe einen ganz speziellen Reiz, weil der Anaesthesist auch hier mittelbar und nicht unmittelbar eingreifen kann, solange es sich um eine normal verlaufende Geburt handelt. Die Schmerzausschaltung ist ja verbunden mit einer Herabsetzung des Weichteilwiderstandes im Geburtskanal und sie wirkt geburtsbeschleunigend, indem sie den Weichteilwiderstand, auch temperierten Muttermund, herabsetzt. Bis zu SELLHEIMS Zeiten glaubte man noch, daß das knöcherne Becken der Hauptgrund für die protrahierten Geburtsverläufe ist. Wir glauben heute nicht mehr, daß das knöcherne Becken im Vordergrund steht, sondern daß Weichteilschwierigkeiten für die protahierten Verläufe verantwortlich sind, die über 1, 2 oder sogar 3 Tage gehen. Ich habe bei den letzten 1000 Geburten – ich mache in 40% der Fälle eine Peridural-Anaesthesie – eine durchschnittliche Geburtsdauer bei den Erstgebärenden von 6 Std 36 min und bei den Mehrgebärenden von 4 Std 18 min gehabt. Leider wird die Nervenblockade durch Peridural-Anaesthesie von vielen Ärzten nicht so sicher beherrscht, daß sie eine Trefferquote von 95% erreicht, und das müßte man schon, wenn man auf der geburtshilflichen Seite nicht in Verruf kommen will. Ich bin der Meinung, daß man nach genauer Beschreibung und Demonstration die Peridural-Anaesthesie dort, wo sie gekonnt durchgeführt wird, durchaus erlernen kann. An einen geburtshilflichen Patienten sollte man jedoch erst nach völliger Beherrschung der Methoden herangehen. Erlauben Sie mir, einige Besonderheiten, die ich für wichtig halte, aufzuzeigen. So meine ich, die tiefe peridurale Lumbalanaesthesie, den tiefen lumbalen Zugang wählen zu dürfen oder wählen zu sollen, weil der sacrale Zugang schlechter dosierbar ist. Herr STÖCKEL – ebenfalls ein Geburtshelfer – der 1909 die Sacralanaesthesie im deutschen Sprachgebiet eingeführt hat, hat in seinem letzten Lehrbuch von 1035 Seiten, der Sacralanaesthesie nur noch 8 Zeilen gewidmet. Für besonders wichtig halte ich, daß man die Peridural-Anaesthesie an der liegenden Schwangeren vornehmen sollte, keineswegs an der sitzenden. Das hat den Vorteil, daß man mit dem Kreislauf weniger in Konflikt kommt und weil eine Hochschwangere schlecht sitzen kann. Außerdem erscheint mir erwähnenswert, daß aufgrund der oft gebotenen Eile in der Geburtshilfe, die Sterilität etwas großzügig gehandhabt wird. Aus diesem Grund ist es ratsam, immer ein Besteck mit den Mitteln, die man spritzen will, griffbereit zu haben. Ich empfehle die Mittel vom Lidocain-Typ oder Xylonest. Wichtig ist auch die Seitenlagerung.

Man spritzt 10 ml einer 1%igen Lösung, dreht dann die Patientin gleich auf die andere Seite, weil es passieren kann, daß man ein Anaesthesiefenster bekommt, und die Patientin klagt über einseitige Beschwerden. Zum Schluß möchte ich noch kurz auf den Nachteil der geburtshilflichen Leitungs-Anaesthesien eingehen. Entschließt sich ein Gynäkologe mit seinem Anaesthesisten zu geburtshilflichen Leitungsanaesthesien – sacral, peridural, oder sogar Pundendus-Block – dann muß er die Erhöhung der operativen Entbindung in Kauf nehmen. Es ist zwar keine operative Entbindung wie im früheren Sinne, aber man sollte doch sagen: Wer sich zu einer geburtshilflichen Leitungs-Anaesthesie bekennt, der muß sich auch für eine Erweiterung der operativen Entbindung einsetzen.

Nolte (Minden): Ihren Ausführungen stimme ich vollständig zu. Erst mal zu Herrn Stöckel. Die Tatsache, daß er nur 8 Zeilen über die Caudale schreibt, spricht nicht gegen die Caudale, denn die Erfahrungen zeigen ja, daß heute noch die Caudal-Anaesthesie die meist verwendete in der Geburtshilfe ist. Wir bevorzugen sie auch. Es ist richtig, daß in 10–15% der Schwangeren in Seitenlage der Caudalkanal sehr schwer zu finden ist. Wir führen dann die Peridural-Anaesthesie durch. Wir haben einen Teil Patienten, bei denen wir Spinalanaesthesie machen müssen, weil es wirklich „hopplahopp" geht. Es fehlt eben die Kommunikation zwischen beiden Fachrichtungen. Was ganz wichtig ist, was Sie auch schon anklingen ließen, daß dort, wo man nicht routinemäßig die regionalen Anaesthesien durchführt, man nicht verlangen kann, daß sie immer erfolgreich sind.

Gerbershagen (Mainz): Herr Baar erwähnte eben in seinem Schema von der Mainzer Schmerzklinik, daß nicht die ganze Diagnostik von uns betrieben werden kann. Auf der anderen Seite kann die Diagnostik sehr stark erweitert werden, vor allen Dingen auf dem psychologischen Sektor, und dafür haben wir mit Hilfe unserer Psychotherapeuten ein Testsystem entwickelt, dem alle Patienten unterzogen werden:

1. der Freiburger Persönlichkeitsindex,
2. die Eigenschaftswörterliste nach Janke und Debus
3. eine Beschwerdeliste der hiesigen Klinik.

Das ist sozusagen ein Screening-Test. Damit kann man bei vielen der Patienten Depressionen, schizophrene Reaktionen usw. ausklammern. Das wäre also eine Diagnostikmöglichkeit, die wir in dieser aufzubauenden Schmerzklinik haben. Andererseits ist die Zusammenarbeit mit unseren Psychotherapeuten, Neurologen und Neurochirurgen so gut, daß wir zu jeder Zeit die Patienten sowohl zur Diagnostik als auch zur Behandlung abgeben können.

Nun zum sozialen Aspekt, der uns bis jetzt in Mainz in den 3 Jahren noch nicht besonders aufgefallen ist. In Amerika war der soziale Aspekt sehr deutlich vorhanden. Die Patienten aus den niederen Schichten waren mit 80% in der Mehrzahl. Wir haben hier andere Verhältnisse, aber eine Sozialarbeiterin wird wahrscheinlich später wichtig sein.

Nolte (Minden): Ich kann Ihren Ausführungen nur zustimmen, nur Ihrem Ausgangspunkt nicht ganz. Wir sprechen nämlich nicht über die Schmerzklinik, sondern über therapeutische Blockaden, also einen Teil der Schmerzklinik.

Gross (Frankfurt/Main): Ich hätte gerne gewußt, wie diese Elektroden zum psycho-galvanischen Reflex eigentlich aussehen. Sind sie ganz simple Elektroden, die man in den Experimentierausgang des EKG steckt oder gibt es da irgendwelche Besonderheiten? Schließlich wollte ich noch einmal die versammelten Herrschaften fragen, was geht eigentlich biochemisch am Ausgang eines Schmerzes vor, wie weit wissen wir da etwas? Wir wissen, daß Histamin eine Rolle spielt, aber was wissen wir wirklich und was wissen wir elektrophysiologisch? Das sind meine Fragen.

Nolte (Minden): Gerade die letzte Frage würde uns wahrscheinlich drei Tage beschäftigen, wir brauchten auch Wissenschaftler, die mehr davon verstehen als wir. Ich könnte darauf nicht mehr sagen, als wir alle aus den Büchern wissen. Zur Frage der Elektroden: es sind ganz normale Elektroden, die Sie bei jeder Firma, die EKG herstellt, anfertigen lassen können.

Gerbershagen (Mainz): Die ursprüngliche Therapie der Ischialgie war die Injektion von Lokalanaesthetica und Hydrocortison. Die Injektion in den Nerv ist, so glaube ich, von jeher abgelehnt worden, man sollte eine Injektion um den Nerv herum machen, bei der Direktinjektion würden wahrscheinlich zu viele Nervenfasern lädiert. Ich persönlich hätte zuviel Angst, den Nerv zu verletzen. Wir haben gerade in den letzten Wochen mit gutem Erfolg diese großen Mengen mit Hydrocortison um den Nerv herum gespritzt.

Nolte (Minden): Bestehen noch Fragen zu den Vorträgen des heutigen Tages? Meine Damen und Herren, dann darf ich die Diskussion über die Vorträge beenden.

Zu Funktion und technischer Ausrüstung der Schmerzklinik

Ritsema van Eck (Groningen und Bilthoven): In diesen Tagen haben wir hauptsächlich die Blockadeklinik diskutiert und das ist an sich sehr wichtig. Bei uns haben wir meist die chronischen Fälle für die Schmerzklinik ausgewählt, dann ist es wichtig, daß man die psychische Seite des Patienten ganz genau abwägt, und deshalb glaube ich, daß zur technischen Ausrüstung der Schmerzklinik notwendig ist, daß man eine ganze Gruppe von Ärzten hat und daß sich in dieser Gruppe auch ein Psychologe oder ein Psychiater befindet. Ich habe von der Klinik BONICA's – jetzt BRENA's – von Fragebogen gehört, die man von den Patienten ausfüllen läßt. Dann kann man schon, bevor die Behandlung anfängt, einen ganz guten Eindruck von diesen Patienten bekommen, auch wenn der Psychiater nicht sofort anwesend oder nicht zu erreichen ist. Was ich gerne noch empfehlen würde, ist, daß man diese Fragebögen auch in andere Sprachen übersetzt, damit es für alle leichter wird, seinen Patienten zu evaluieren.

Gerbershagen (Mainz): Ganz besonders wichtig ist die Tatsache, daß die Diagnose am Anfang jeder Behandlung steht. Ich erwähnte gestern, daß wir hier in Mainz noch etwas weiter gegangen sind, als in der Klinik BONCIA's, denn dort hat man nur mit einem Fragebogen angefangen, der die psychologische Testung, zur gleichen Zeit auch die soziale-soziologische Seite betrifft. Wir haben es in Zusammenarbeit mit den Psychotherapeuten so gemacht, daß wir 3 Tests vornahmen, da man herausgefunden hat, daß gerade bei chronischen Schmerzpatienten 1 oder 2 Testmethoden in die gleiche Richtung laufen und nicht ausreichen. Es werden dadurch viele Patienten nicht zu Unrecht vom Anaesthesisten behandelt, die z. B. mit Depressionen kommen. Einige Patienten kann man schon ganz schön durch diese Testung ausklammern und sie also keiner Therapie zuführen, die nicht gerechtfertigt ist.

Das muß man immer wieder betonen, die Diagnose muß erst ganz klar stehen, erst dann kommt die diagnostische Blockade in Frage.

Halmágyi (Mainz): Ich glaube, wir sind in Mainz auf dem besten Wege, eine multidisziplinäre Schmerzklinik aufzubauen. Der beste Beweis dafür ist, daß zu dem ersten Fernsehbericht über die „Mainzer Schmerzklinik" die einleitenden Worte von unserem Psychologen, Herrn Prof. LANGEN, gesprochen wurden. Es werden hier in Mainz nach unseren Schätzungen noch etwa 8 Jahre vergehen, bevor wir sowohl in baulicher als auch in personeller Hinsicht eine Schmerzklinik mit ausreichender Funktion erstellen können. Ich glaube aber, daß es auch sehr wichtig ist, während dieser Vorbereitungszeit eine genügende Anzahl junger Anaesthesisten in den Techniken der diagnostischen und therapeutischen Nervenblockaden auszubilden.

Wir werden dann in der Lage sein, eine turnusmäßige Versorgung der Schmerzklinik auch mit Anaesthesisten sicherzustellen. Wir glauben nämlich nicht daran, daß es möglich sein wird, ausreichend viele Anaesthesisten dafür zu gewinnen, daß sie ausschließlich in einer Schmerzklinik arbeiten.

Nolte (Minden): Darf ich vielleicht anregen, vielleicht denen von uns, die daran interessiert sind, zumindest in der Planung befindliche Unterlagen über Nebenuntersuchungen – außer der reinen Technik – einmal zuzustellen. Vielleicht ist dieser oder jener von Ihnen auch daran interessiert. Es ist sicherlich richtig, wir müssen weiter und ich glaube, daß der Aufbau einer Pain Clinic lange dauern kann. Es kommt neben den baulich-technischen Problemen besonders auf die Koordinationsbereitschaft der anderen Disziplinen an. Es wird sehr schwierig sein und daher ist es wichtig, daß man sich beim Aufbau der Blockade-Klinik nicht auf jeden desolaten Patienten stürzt. Wir lehnen z. Z. noch etwa 30% der angebotenen stationären Patienten innerhalb des Krankenhauses ab. Es geht darum, zu spät überwiesene oder therapeutisch nicht mehr erreichbare Patienten abzulehnen.

Daß wir Ihnen auch helfen, daß wir auch zur Schmerzbefreiung Blokkaden machen, ist etwas ganz anderes. Wir lehnen es aber ab, in diesen Fällen eine Prognose zu stellen, und das sehr deutlich, immer schriftlich. Mit der Ansicht, mit der Nadelspitze die Menschheit heilen zu können, bringt man die Methoden in Mißkredit. Das war in den USA nach dem 2. Weltkrieg teilweise der Fall, als man sich in verstärktem Maße auf die Behandlung der Carcinompatienten stürzte, und glaubte, man könnte den Carcinompatienten einen Gefallen tun, während das weiterwachsende Carcinom immer neue Segmente befiel. So geschah es, daß die ganze Blockadetherapie in Mißkredit kam, bis dann durch die Klinik in Seattle bei Bonica, in Zusammenarbeit mit anderen Disziplinen, die Pain Clinic eine etablierte Angelegenheit wurde. Diese ist vielleicht das Beispiel oder die Idee, der man nacheifern sollte. Nun darf ich Herrn LUNDSKOG bitten, noch etwas zu den Nadeln zu sagen.

Lundskog (Malmö): First I want to say that it seems to me that it is a general opinion in all countries that pain clinics should consist of a team of doctors and in the team an anaesthesist should be the head of the pain clinic. It is not possibel for us alone to treat these patients, even if the diagnosis is correct. I don't know if you noticed that all the needles we can get from the manufactories today are long pallon needles. This is not a very good needle, because you can be inside the dura for example because it is long bevelled.

Nolte (Minden): Vielen Dank für diese wichtige Bemerkung, aber ich darf darauf hinweisen, daß Sie in Deutschland auf Wunsch die kurz angeschliffenen bekommen können. Wir haben nur die kurz angeschliffenen zu diesem Zweck.

Darf ich um Fragen zur Ausrüstung, Organisation und personellen Besetzung aus dem Auditorium bitten!

Gross (Frankfurt/Main): Ich könnte vielleicht darauf hinweisen, daß es in der Zahnmedizin ein Instrument gibt, das man Karpulenhalter nennt. Es wird mit Zylinderampullen gefüllt. Solche Zylinderampullen gibt es ohne Adrenalinzusatz, eigentlich nur mit Xylocain 1%. Dieses Instrumentarium ist geeignet, um es in der Praxis draußen zur therapeutischen Lokalanaesthesie zu verwenden. Die Zylinderampullen werden nämlich sehr viel feiner geliefert. Es gibt auch Einmalnadeln dafür in verschiedenen Längen, von 2,5–3,5 und auch 8 cm Länge. Das beste Karpulenhalterbesteck macht die Firma Hoechst, es heißt „Uniject" und kostet etwa 30,– DM. Damit lassen sich gerade intercostale Blocks, die Quaddeltherapie und alles was man draußen in der Praxis macht, ausgezeichnet durchführen. Man kann damit sehr schnell und steril arbeiten. Es ist natürlich mehr für die Praxis als für die Klinik geeignet.

Nolte (Minden): Ich möchte dem allerdings entgegenhalten, daß bei Verwendung dieser Karpuleninjektoren die Möglichkeit zur absoluten sicheren Aspiration in zwei Ebenen nicht unbedingt gegeben ist.

Gross (Frankfurt/Main): Da muß ich widersprechen. Bei diesem Uniject haben wir nämlich die Möglichkeit in den Gummistopfen mit einem Haken hineinzugehen, sie können also aspirieren. Außerdem möchte ich mal sehen, was es tut, wenn wir mit so einer feinen Nadel nun wirklich in eine Arterie oder Vene kommen. Es tut sich nämlich gar nichts. Die verwendeten Mengen sind so klein, daß sie überhaupt keine Rolle spielen, aber Sie können aspirieren, wenn Sie wollen.

Nolte (Minden): Vielen Dank, es war mir nicht bekannt, daß es Karpularen gibt, mit denen man aspirieren kann.

Wendl (Hamburg): Es ist mir heute in bezug auf Sterilität etwas aufgefallen, was mich an meine Gutachtertätigkeit erinnert hat: Der Anaesthesist ist steril, hat sterile Handschuhe an und die Schwester reicht unsteril zu. Deshalb gab es einen Schadenersatzprozeß, der durch sämtliche Instanzen gegangen ist. Plötzlich vor dem Oberlandesgericht, da hat die Verteidigung, die sich schon eingeschlossen gehabt hatte, nur gefragt, hat die Schwester Handschuhe angehabt, nein. Hat die Schwester die Ampulle in die Hand genommen, nein, dann war der Prozeß entschieden.

Nolte (Minden): Man sollte vielleicht daran denken, welchen großen Vorteil in dieser Hinsicht die fertigen Sets bieten, die Sie bekommen können, leider für teures Geld aus den USA. Alles, Medikamente und selbst die Ampullensäge sind im Set sterilisiert. Uns ist das zu teuer und zu unpraktisch. Ich nehme die geringe Gefahr, daß die Schwester die Ampulle aufsägt und ohne Handschuhe zureicht, bisher in Kauf und wir haben bei etwa 3000 Regionalanaesthesien und 700–800 Blocks nichts gesehen. Ich gebe zu, diese Zahl ist nicht groß. Es kommt jetzt die Frage nach dem Effekt und dem Aufwand. Wo kommen wir hin, wenn sich die Hilfskraft für einen normalen Block noch steril umkleiden soll?

Wendl (Hamburg): Da sprechen Sie ein ganz wichtiges Thema an. Ich habe ein Sieb. Dieses ist gepackt. Da ist außen ein steriles Tuch, das wird aufgemacht, und alles andere machen Sie selbst, das kann man durchaus allein machen.

Gerbershagen (Mainz): Wir haben heute früh schon darüber diskutiert. DANIEL MOORE hat graphisch nachgewiesen, daß der Potenzverlust aller Lokalanaesthetica nach Sterilisation ungefähr gleich Null ist, außer man sterilisiert 4–5 mal. Nur bei mehrmaligem Sterilisieren treten echte Verluste auf. Auch Adrenalin macht einmaliges Sterilisieren nicht aus.

Lundskog (Malmö): In our hospital we have made a set, which contains the drugs, the series of needles and the sponges. We autoclave all of it. We don't want the nurses to cut our ampules.

Nolte (Minden): Ja, dann stehe ich wohl ziemlich allein. Wir bleiben nach wie vor beim kompletten Einmalmaterial, denn es hat sich bewährt. Aber ich sehe Ihre Argumente ein, sie sind richtig.

Gross (Frankfurt/Main): Darf ich einmal nach der Häufigkeit von putriden Komplikationen bei der Lokalanaesthesie fragen? Ich habe eigentlich nirgends gefunden, daß bei der Lokalanaesthesie – sei es eine diagnostische oder eine therapeutische oder eine Leitungsanaesthesie – irgendwann die Komplikation der Eiterung überhaupt eine Rolle gespielt hat. Deswegen müssen auch bei dem Fall, den Herr WENDL berichtete, irgendwelche groben Fehler gemacht worden sein, die vielleicht nicht in der Schwester noch in der mangelnden Sterilität zu suchen sind, sondern es muß noch eine andere Ursache gegeben haben. Ich glaube nicht, daß man es so einfach auf die äußeren Umstände zurückführen kann.

Nolte (Minden): Das glaube ich auch. Wir sehen keine Komplikationen. Wir halten uns allerdings auch strikt an die absoluten Kontraindikationen.

Befinden sich im Injektionsgebiet in der Haut irgendwelche infektiösen Veränderungen, so gilt das als absolute Kontraindikation. Ganz anders liegt
die Problematik in der therapeutischen Dauerperiduralanaesthesie, da kann
es zu Komplikationen kommen. Wir haben eine schwere Komplikation
gehabt, einen reinen Pflegefehler der Station, so daß wir keine therapeutischen Dauerperiduralanaesthesien in anderen Kliniken mehr durchführen,
solange wir keine eigenen Betten haben. Greifen wir dennoch zur Kathetertechnik aus therapeutischen Gründen, dann nicht über 2 Tage. Es sind
Katheter schon über 35 Tage ohne Komplikationen liegen geblieben,
aber dann muß man wirklich für die Pflege der Patienten voll verantwortlich sein können, d. h. man muß spezielle Betten zur Verfügung
haben. Das bedeutet erfahrungsgemäß 1 Bett pro 800–1000 Patienten.

Nun kommen wir zur Frage der Intoxikationen und Allergien. Wir
haben keine Komplikationen durch Intoxikationen gesehen. Läuft oder
tropft Blut ab, so wird nicht injiziert. Wir aspirieren in 2 Ebenen. Allergien sind selten. Bitte erinnern Sie sich an den europäischen Anaesthesie-
Kongress 1966 in Kopenhagen, wo man aus der ganzen Welt nur 6
zumindest glaubhafte Allergien gegen ein Lokalanaestheticum zusam-
mengetragen hat. Wir haben in der letzten Zeit einige Publikationen gesehen, wo Lösungsvermittler oder Stabilisatoren in der Lösung dafür verantwortlich waren. Persönlich haben wir nichts gesehen. Allerdings sind wir
monoman. Wir arbeiten praktisch ausschließlich mit langwirkenden Lokalanaesthetica, und nur für die reine Infiltrationsanaesthesie mit kurzwirken-
den.

Gross (Frankfurt/Main): Allergien sind bei Procain relativ häufig.

Nolte (Minden): Das ist richtig, nur wer verwendet heute zur klinischen Anaesthesiologie noch Procain. Es bringt ja nichts. Wirkungszeiten
von 25 min ohne und 70–90 min mit Vasokonstriktor sind heute nicht mehr
opportun. Die Chirurgen arbeiten heute länger, die guten schnellen Zeiten
in der operativen Medizin sind vorbei.

Meine Damen und Herrn, wir dürfen zum Schluß den Nestor der
deutschen Lokalanaesthesie, Herrn Prof. KILLIAN, noch um einige Worte
zum Problem der therapeutischen Blockaden bitten.

Killian (Freiburg): Es handelt sich um eine kritische Situation, in die
wir geraten sind, dadurch, daß die Anaesthesie einseitig wurde, insofern, daß
man nach Einführung der Intubation sich ganz auf die Entwicklung dieser
Allgemeinnarkose geworfen hat und leider in vielen Kliniken und Insti-
tuten die großen Leitungsverfahren und lokalanaesthetischen Verfahren
zurückgetreten sind.

Glücklicherweise gab es aber noch Zentren, in denen die Kunst, ich spreche absichtlich von einer Kunst, der Lokalanaesthesie und der Leitungsanaesthesie erhalten blieb und es sind sowohl im Ausland als bei uns große Fortschritte zu verzeichnen. Jetzt stehen wir vor einer neuen Situation und wir erleben eine Wiederbelebung der Lokalanaesthesie. Und an dieser Wiederbelebung sind ganz bestimmte Herren besonders beteiligt, u. a. auch gerade Herr Nolte, Herr Auberger, Herr Bergmann usw.

Nun kommt das Neue hinzu, daß jetzt die anaesthesiologischen Institute – soweit ich das überblicken kann – geradezu gezwungen sind, sich wiederum der Leitungsanaesthesie und der Lokalanaesthesie zuzuwenden, und zwar sowohl in wissenschaftlicher als auch in technischer und klinischer Beziehung, weil die Bekämpfung des Schmerzes ein Sondergebiet geworden ist und dies sich nur im Rahmen der Anaesthesiologie vollziehen muß und kann. Wir haben also wieder die Pflicht und Aufgabe, auf diesem Gebiet zu arbeiten und neue Fortschritte zu erzielen, zu Erkenntnissen zu kommen, damit an jedem anaesthesiologischen Institut, aber auch an jeder anaesthesiologischen Abteilung die Lokal- und die Leitungsanaesthesie gepflegt wird und die jungen Anaesthesisten die Technik auch wirklich lernen. Ich muß aus eigenem Erleben berichten, daß der eine oder andere Herr in irgendeinem Krankenhaus von seinem Anaesthesisten, einem Berufsanaesthesisten, verlangt hat, „bitte machen Sie mir eine Spinalanaesthesie für den Fall" oder „machen Sie bitte eine Periduralanaesthesie", und dann die Antwort kam, „ das kann ich nicht, das habe ich nicht gelernt".

Dieser Zustand muß natürlich überwunden werden und kann auch leicht überwunden werden. Aus diesem Grund ist es außerordentlich begrüßenswert, daß wieder einmal ganz offiziell als Hauptthema über diese Verfahren gesprochen worden ist und wir werden uns ja, wie ich von Herrn Nolte höre, im Januar wieder in Minden treffen und über die großen Leitungsanaesthesien, wie Spinalanaesthesien, Periduralanaesthesie, Caudalblock usw. sprechen und diskutieren.

Viel Glück, wer es noch nicht kann, der muß erlernen. Sie werden Ihre Freude daran haben, denn es sind noch viele Methoden der Lokalanaesthesie zu erlernen. Sie ist außerordentlich wertvoll – auch im klinischen Betrieb – in vielen Fällen, besonders in der geriatrischen Chirurgie, bietet die Leitungsanaesthesie große Vorteile, die man nicht übersehen darf.

Nolte (Minden): Mir macht es besonders immer wieder Freude, diese Worte von einem Professor für Chirurgie zu hören.

Meine Damen und Herren, die Zeit ist leider abgelaufen. Aber ich glaube, wir können Herrn Baar noch 30 sec geben, um Ihnen kurz einige Literaturhinweise für eine evtl. Handbibliothek zu geben.

Baar (Mainz): Ich möchte ganz kurz einige Bücher benennen: An erster Stelle das „Lehrbuch über die Lokalanaesthesie und Lokalanaesthetika" von Herrn Prof. KILLIAN. Das Buch wird neu aufgelegt und in kurzer Zeit erscheinen.

Das zweite ist die „Bibel" der Schmerzbehandlung: „The Management of Pain" von BONICA, es ist leider vergriffen: es wurde 1953 zum letzten Mal aufgelegt.

Dann ist da das Buch von ERIKSSON: „Atlas der Lokalanaesthesie". Es erklärt die Indikationen und Kontraindikationen und untermalt alles mit farbigen Abbildungen. Es ist zu empfehlen für die tägliche Praxis.

Als viertes gibt es als kleines Hilfsmittel „Die Leitungsbahnen des Menschen" von WEBER. Das bewährt sich zur Nomenklatur und zur Dokumentation.

Last not least für die Handbibliothek das Buch von DANIEL MOORE: „Regional Block".

Summary

H. NOLTE differentiated between diagnostic, prognostic and therapeutic nerve blocks. The diagnostic block is valuable in the differential diagnosis of pain, while the prognostic block gives an indication of any permanent destruction of nerves by surgical or chemical measures. Therapeutic blocks follow as final causal or symptomatic treatment.

H. BAAR *et al.* reported on the organizational problems of a „Pain Clinic". This institution should be staffed by at least one well trained physician and an aide, preferably a nurse-anesthetist. The equipment consists of prepacked sets for different types of nerve blocks, technical means of administering first aid in case of complications and auxiliary means, e. g. operating table, pillows, skin thermometer, X-ray equipment. Two Pain Clinics organized on different lines are discussed. The Malmö Clinic treats mostly inpatients and is run as necessary by any resident available, while the Clinic in Mainz treats many outpatients and has a permanent staff.

The subject „somatic blocks" was presented by H. BAAR. Beginning with the classic indication, anesthesia for surgical operations, the indications and contraindications are mentioned. The different types in use are described: local infiltration, field block and various nerve blocks.

H. NOLTES paper concerned blocks of the autonomic nervous system. The description of the anatomy includes information on the sites of nerve-block therapy for the sympathetic and parasympathetic nervous systems. The indications are outlined. They concern primarily vascular and sympathetic nervous disturbances. The psychogalvanic reflex is described as an objective method of evaluating the therapeutic effect.

H. U. GERBERSHAGEN was absent.

10 years of experience with nerve-block therapy were reported by O. LUNDSKOG *et al.* The types of nerve-blocks administered are shown with their frequency of application. The indications are given with special reference to the Malmö General Hospital and the complications observed are mentioned. Chemical sympatholysis and the treatment of cancer-induced pain in various organs are referred to in detail.

D. GROSS described personal experience in cases with peripheral irritation of the nervous system. It was possible to restore the balance of the organism by infiltration of a local anesthetic into scars.

Anaesthesiology and Resuscitation · Anaesthesiologie und Wiederbelebung

Anesthésiologie et Réanimation